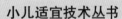

小儿适宜技术丛书

小儿拔罐

——轻松拔罐　健康成长

刘明军　陈邵涛　仲崇文　**主编**

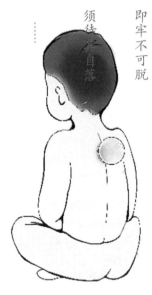

罐中有水气出

肉上起红晕

须待脓自落
……

即牢不可脱

罐得火气舍于肉

中国中医药出版社

·北　京·

图书在版编目（CIP）数据

小儿拔罐：轻松拔罐 健康成长/刘明军，陈邵涛，

仲崇文主编. —北京：中国中医药出版社，2024.2

（小儿适宜技术丛书）

ISBN 978 – 7 – 5132 – 8530 – 8

Ⅰ.①小… Ⅱ.①刘… ②陈… ③仲… Ⅲ.①小儿疾

病 – 拔罐疗法 Ⅳ.①R244.3

中国国家版本馆 CIP 数据核字（2023）第 211718 号

中国中医药出版社出版

北京经济技术开发区科创十三街 31 号院二区 8 号楼

邮政编码 100176

传真 010 – 64405721

天津图文方嘉印刷有限公司印刷

各地新华书店经销

开本 880 × 1230 1/32 印张 7.75 字数 178 千字

2024 年 2 月第 1 版 2024 年 2 月第 1 次印刷

书号 ISBN 978 – 7 – 5132 – 8530 – 8

定价 49.00 元

网址 www.cptcm.com

服 务 热 线 010 – 64405510

购 书 热 线 010 – 89535836

维 权 打 假 010 – 64405753

微信服务号 zgzyycbs

微商城网址 https://kdt.im/LIdUGr

官 方 微 博 http://e.weibo.com/cptcm

天猫旗舰店网址 https://zgzyycbs.tmall.com

如有印装质量问题请与本社出版部联系（010 – 64405510）

版权专有 侵权必究

主编简介

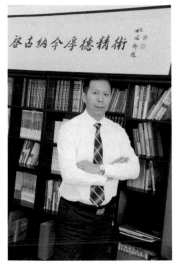

刘明军，二级教授，医学博士，博士研究生导师，长春中医药大学针灸推拿学院院长。国家中医药管理局重点学科推拿学科后备带头人，吉林省教学名师，吉林省有突出贡献专家。国家级一流专业负责人，国家级一流课程负责人，国家级精品课程负责人，吉林省优秀教学团队推拿学负责人，省级实验实训示范中心负责人。

世界中医药学会联合会中医手法专业委员会会长，中国针灸学会针推结合专业委员会主任委员，中国康复医学会推拿技术与康复专业委员会副主任委员，中国中医药研究促进会中医学术流派分会副主任委员。

主编普通高等教育"十二五""十三五""十四五"规划教材 11 部；获国家教学成果二等奖 1 项，省优秀教学成果一等奖 2 项、二等奖 1 项。

主持国家科技部"973"计划项目课题、主持国家自然科学基金课题及省部级以上科研和教改各类课题 20 余项，获省、市科技进步二等奖、三等奖共 8 项，省自然科学成果二等奖 1 项、三等奖 2 项，省中医药学会科学技术一等奖 2 项；在 SCI、国家级核心期刊发表论文 70 余篇，主编学术著作 40 余部，获国家专利 5 项。

第二主编简介

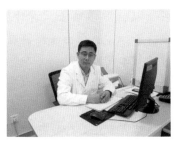

陈邵涛，医学硕士，副教授，中共党员。省级教学新秀、校级优秀教师、百青教师、长白山通经调脏手法流派第 4 代传承人。

中华中医药学会推拿分会青年副主任委员，中国针灸学会针推结合专业委员会秘书长，世界中医药学会联合会中医手法专业委员会理事，中国中医药研究促进会中医学术流派分会委员。

第三主编简介

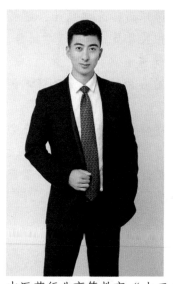

仲崇文，医学硕士，讲师。校级优秀教师，长白山通经调脏手法流派第4代传承人。

世界中医药学会联合会中医手法专业委员会理事，中国针灸学会针推结合专业委员会委员。

参编全国中医药行业高等教育"十四五"规划教材《小儿推拿学》、学术著作6部（副主编）；获中医药院校针灸推拿临床技能大赛临床教师组个人单项刺法二等奖、推拿三等奖，全国中医药行业高等教育"十三五"规划示范教材师资研修班教师讲课比赛一等奖，吉林省教学成果三等奖1项，长春中医药大学青年教师教学基本功竞赛一等奖、微课视频奖、教学演示奖。

/前言

"人民健康是民族昌盛和国家强盛的重要标志。把保障人民健康放在优先发展的战略位置,完善人民健康促进政策。"这是习近平总书记在党的二十大工作报告中提出的重要论述。随着大健康产业的发展,中医药地位的不断提升,中医外治法对人类健康的积极作用逐渐得到了全社会的接受和认可。

儿童健康成长是每一位家长关心的话题,更是社会关注的重点领域。随着全民对医学知识的广泛了解,抗生素应用等逐渐不被家长接受。中医外治法的疗效在几千年的临床实践中已得到验证,特别是儿童艾灸、刮痧、拔罐疗法在近些年有了空前的发展和运用,越来越被家长和儿童所接受。

编者在30余年的临床、教学和科研实践中不断总结、研究,发现运用中医外治法治疗儿童疾病时,在整体观念和辨证论治的前提下,选取的治疗位置均为穴位、经脉、部位,恰似平面空间的基本元素——点、线、面,故而提出"三元一体"的治疗思想。经过反复实践和验证,编者发现,针对某一疾病,"三元一体"治疗思想指导下的治疗效果往往优于单一选穴、单一选经或单一选部位的方法,且临床疗效满意。

为积极响应国家大力推进中医药文化传播的号召,促进中医药适宜技术广泛应用,编者组织了一批具有丰富经验的临床医师和专业人员，编写了这套《小儿适宜技术丛书》。本套丛书是在"三元一体"理论指导下，将儿童日常保健调理和疾病的治疗按照艾灸、拔罐、刮痧技术进行系统的总结和整理，让读者一看就懂，一学就会，一用就灵。

本套丛书科学严谨、图文并茂、简单实用，可供临床医师和教学人员参考使用，亦可作为家庭的常备用书。

本套丛书编写几易其稿，所有编者都充分发挥了学术能力，付出了辛勤工作，在此表示感谢！

书中不足之处，敬请广大同仁及读者予以指正，以便再版时修订完善。

2023 年 7 月于长春

/编写说明

国家实施健康中国战略以来，将人民健康置于优先发展的位置，提出人民健康是民族昌盛和国家富强的重要标志；提倡坚持中西医并重，传承发展中医药事业。随着中医药事业的不断发展和适宜技术的不断普及，中医外治法对人类健康的积极作用逐渐得到了全民的认可和接受。同时，儿童健康是当今社会关注的热点问题，尤其是进入21世纪以来，年轻家长的育儿意识有所转变，自然疗法、绿色疗法、无副作用的中医外治法越来越受到青睐。本书根据儿童生理、病理特点及常见病证，结合拔罐法的操作特点和适应证，系统介绍了拔罐法对儿童日常保健调理和疾病的治疗，为广大家长们提供一套简便实用、安全可靠、效果明显的家庭工具书。

本书共分为五章：第一章小儿拔罐概述，介绍拔罐的起源、发展历史、中西医认识等；第二章小儿拔罐基本要求，包括拔罐的工具、介质、操作要领、适应证与禁忌证及注意事项等；第三章小儿拔罐常用穴位和特定穴；第四章小儿拔罐保健调理；第五章小儿常见病拔罐治疗，详细介绍了20种小儿常见病的拔罐治疗方法。为了方便读者阅读，书末附有小儿拔罐穴位速查。

本书主编刘明军教授在30余年的临床、教学、科研实践中不断总结，发现运用中医外治法治疗儿童疾病，在整体观念和辨证论治的前提下，选取的治疗位置均为穴位、经脉、部位，恰似平面空间的基本元素——点、线、面，故而提出"三元一体"的治疗思想。经过反复实践和验证发现，针对某一疾病，"三元一体"思想指导下的临床疗效往往优于单一选穴、单一选经或单一选部位的方法。本书具有内容科学严谨、图文并茂、技术简单实用、贴近临床，效果安全可靠、易于推广的特点，可使读者一看就懂、一学就会、一拔就灵；既可作为家长自学自用的工具书，也可供从事本专业的医师、教师及学生参考备用。

本书不足之处希望读者提出宝贵意见，以便再版时修订完善。

《小儿拔罐——轻松拔罐　健康成长》编委会
2023 年 7 月

/目录

第一章　小儿拔罐概述

一、小儿拔罐的定义

小儿拔罐是在中医基础理论和临床实践的指导下，以罐为工具，利用燃烧、挤压等方法排出罐内空气，造成负压，使罐吸附在小儿体表特定部位，产生广泛刺激，形成皮肤局部充血或出现瘀斑瘀点的现象，从而达到防病治病、强壮身体的一种治疗方法。

小儿拔罐具有行气活血、消肿散结等作用。随着现代儿科病证治疗手段的发展，该疗法在临床的应用越来越广泛。拔罐在我国已有2000多年的历史，现已形成一种独特的中医治疗方法，是中医学非药物民间疗法的一个重要组成部分。

二、拔罐的起源

拔罐最早可追溯到原始社会，当时人们将兽角（如牛角、羊角等）磨成有孔的筒状物，通过刺激痈疽，用角吸出脓血。所以拔罐在古时也称作"角法"，见图1-1。我国现存最早的医书《五十二病方》中就有以"角"治疗痔疾的记载："牡痔居窍（肛门）旁，大者如枣，小者如枣覈（核），方以小角角之，如孰（熟）二斗米顷，而张角，系以小绳，剖以刀……"从中可以看出，古代角法是治疗痔疾的一种有效手段，用于吸出痔核，以便于手术、结扎、切除。

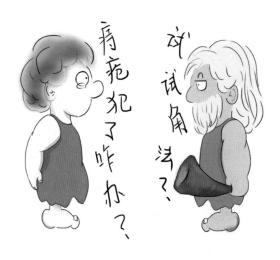

图 1-1 角法

三、拔罐的发展历史

东晋时期，葛洪所著的《肘后备急方》一书中提到用"角法"（牛角）治疗脱肿。因为此法应用不当容易造成事故，所以书中特别告诫要重视适应证。书中强调："痈、疽、瘤、石痈、结筋、瘰疬，皆不可就针角。针角者，少有不及祸者也。"

唐太医署是世界上最早的医科院校，比欧洲最早的医校——意大利萨勒诺医学院（846年）还早200多年。太医署下医学教育分为医、针、按摩、咒禁四科，医科又分为体疗（内科）、疮肿（外科）、少小（儿科）、耳目口齿（五官科）、角法（拔罐）五科（图1-2），意味着在唐代拔罐已成为理论、操作与临床等方面比较完备的独立学科。唐代医学家王焘在《外台秘要》中记载："以墨点上记之，取三指大青竹筒，长寸半，一头留节，无节头削令薄似剑。煮此筒子数沸，及热出筒笼墨点处，按之良久，以刀弹破所角处。又煮筒子重角之，当出黄、白、赤水，次有脓出，亦有虫出者，数数如此角之，令恶物出尽，乃即除，当目明身轻也。"说明当时已经开始使用竹罐，并用于临床，且出现了以水煮罐使其吸附于皮肤的方法，这是今天水罐法的雏形。

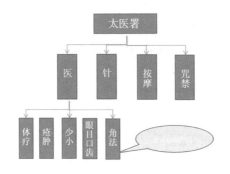

图 1 - 2　拔罐的发展历史

宋金元时期，竹罐完全代替了兽角罐，拔罐的方法也由"角法"变为"吸筒法"。根据元代萨谦斋所撰的《瑞竹堂经验方》记载："吸筒，以慈竹为之削去青。五倍子（多用）、白矾（少用些子），二味和筒煮了收起。用时，再于沸汤煮令热，以筋箕（箝）筒，乘热安于患处。"说明此时开始出现了药罐，即将竹罐事前在配置好的药物中煮过，治疗疾病时再将此罐置于沸水中煮，趁热拔在穴位上，以达到发挥竹罐吸拔和药物治疗双重作用的目的。宋代的《苏沈良方》记载了用火筒法治疗久咳不愈，说明拔罐在当时已应用到治疗内科疾病中。

在明代，拔罐已经成为中医外科中最重要的外治法之一。很多主要的外科著作几乎都列举了此治疗方法。当时的拔罐主要用于治疗痈肿，并且在吸拔方法上较之前也有所改进。其中应用最多的方法是将竹罐放入煮沸的药汁中，然后直接吸附在皮肤上进行治疗。因此，竹罐也被称为药筒，在《济急仙方》《外科正宗》等书籍中都有相关记载。

在清代，拔罐在各方面均有了进一步发展。首先是拔罐工具的改进。由于竹罐具有吸附力差，易干裂、漏气等缺点，逐步被陶罐取代。其次，出现了沿用至今的"火罐"和现今临床常用的"投火法"的拔罐方法。另外，拔罐的治疗范围得以扩大。《医宗金鉴·外科心法要诀》中记述了先用针刺，然后再用拔罐治疗痈疽阴证的方法。《理瀹骈文》一书还记载了用拔罐治疗黄疸和风疾的方法。

中华人民共和国成立后，随着中医学的不断发展，拔罐器具和方法也得到了进一步提高。如今，罐具的选择多种多样，有牛角罐、陶瓷罐、竹罐、玻璃罐、金属罐、抽气罐、多功能拔罐器、真空拔罐器、经络电动拔罐、红外线真空拔罐等，多达数十种。在操作方法上，有单用拔罐法、多罐排罐法、多罐丛拔法、连续杠拔法、走罐法、闪罐法、药罐法、针灌法、磁罐法、电温罐法、负压罐法、刺络拔罐法、按摩拔罐法、刮痧拔罐法、热敷拔罐法、理疗照射拔罐法等多种方法。在临床应用上，拔罐已从最初单一的吸毒拔脓扩展到内科、外科、妇科、儿科、骨伤科、皮肤科、五官科、神经科等各个领域，可治疗的病种数以百计。

四、小儿拔罐的原理和应用

小儿拔罐作为中医儿科病证外治法的一种，其理论依据与中医学理论体系密不可分。一般认为,拔罐具有疏通经络、化瘀散结、护正祛邪、托毒排脓的功效,最终达到调整人体阴阳平衡的目的。

小儿为稚阴稚阳之体,脏腑娇嫩,机体功能弱,抗病能力差。若冷热不调,小儿肺常不足,易被外邪侵袭所伤,产生如伤风感冒、咳嗽、哮喘、肺炎、支气管炎等肺系疾病;小儿脾胃虚弱,运化功能尚未健全,若喂养不当,易为饮食所伤,脾胃运化功能失调,产生如消化不良、腹胀、腹痛、积滞、疳积、便秘、腹泻等脾胃疾病;肾为先天之本,小儿先天肾气不足,下元虚冷,易出现遗尿等肾系疾病。对于小儿常见病、多发病,可采用拔罐进行治疗和保健。

小儿拔罐是通过将罐吸附在皮肤表面的局部温热与负压刺激作用,引起局部组织充血和皮下轻微瘀血,从而达到疏通经络的目的,具有行气、活血、止痛、除湿、消肿、散结、退热、祛风散寒、拔毒排脓等作用。见图1-3。对于小儿肺系病证、脾胃病证都有着很好的疗效,目前在临床上应用也越来越广泛。

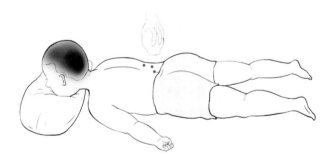

图1-3 小儿拔罐

五、小儿拔罐的中医学认识

(一) 疏通经络

经络是内属脏腑、外络肢体、运行气血、沟通全身上下内外使之成为有机整体的内部网络，经络功能的失调必然会影响人体正常生理功能最终产生种种病变。《灵枢·经脉》说："经脉者，所以能决死生，处百病，调虚实，不可不通。"足以说明经络健康对小儿健康的重要性，并且小儿的身体发育及心智发育尚未成熟，而拔罐作为简便、绿色、无毒副作用的传统医养方法，即可以达到疏通经络的医疗目的，又易于小儿接受。拔罐通过对经络的负压吸引作用，在经络气血存在阻滞或空虚时，引导身体气血的流通输布，达到濡养小儿脏腑、温煦小儿皮毛、鼓舞小儿正气、助小儿抵抗外邪的作用。

(二) 化瘀散结

瘀血既是疾病发展过程中的病理产物，也是产生疾病的因素。中医学素有"瘀血不去，新血不生"之说，如果瘀血形成之后久久不去，最终会影响局部或全身的血液运行。拔罐可以使小儿体表组织产生充血、瘀血、出血等变化，使瘀血化散，壅滞凝滞得以消除，经络气血得以畅通，使小儿生命活动趋于正常。

(三) 护正祛邪

外邪是指风、寒、暑、湿、燥、火、疫病等外来致病因素。小儿在生理上"五脏六腑，成而未全，全而未壮"，即因为脏腑功能并没有发育完全，身体免疫力不如成年人强，因此容易感受外邪而发生疾病。临床上因风、寒所致之外感疾病，通过小儿拔罐拔除体内的各种邪气（包括瘀血、浊毒等），调节体内脏腑经络气血功能，提高整体的抗御防病能力，从而达到"邪去而正安"的功效。

（四）托毒排脓

湿热火毒之邪蕴结局部，阻碍气血运行，而出现红、肿、热、痛、脓成、化脓等一系列表现。因为小儿心常有余、肝常有余、阳常有余，身体发育迅速且心火易动，如果热盛兼加痰湿则可见肉腐成脓。在小儿尚未成脓之时用拔罐，尤其是针刺之后拔罐，可以将毒血吸出，气血疏通，瘀阻消散。已经化脓时，可托毒排脓，使症状迅速减轻。

六、小儿拔罐的西医学认识

（一）机械刺激作用

小儿拔罐是通过使罐内产生负压，产生相应的吸力，使局部组织充血、水肿。通过拔罐，一方面可以吸出气体，加强局部组织的气体交换；另一方面负压使局部的毛细血管破裂，红细胞被破坏并释放血红蛋白，形成一种良性的刺激作用。

（二）温热刺激作用

以玻璃罐为代表，小儿拔罐的温热作用可以使局部浅层组织被动充血，使局部血管得到扩张，增加血流量加速血液循环，从而改善皮肤的血液供应与营养供给，增加皮肤深层细胞的活力，增强毛细血管壁的通透性，增强白细胞、网状细胞的吞噬能力，使局部温度升高，增强局部耐受性及机体抵抗力，提高免疫力。

（三）消炎止痛作用

小儿拔罐通过改善局部血液循环，可迅速带走炎性渗出物及致痛因子，减少或消除对神经末梢的刺激，消除肿胀和疼痛。又因为吸拔之后可以加强白细胞与网状细胞的吞噬能力，有助于吞噬细菌与病毒，因此又有消炎作用。

(四) 调节血液循环作用

小儿拔罐产生的机械刺激作用，或走罐、刮痧拔罐等操作引起的血液往复灌注，可以产生良性刺激，促进神经内分泌调节血管舒张功能和管壁的通透性，进而改善全身的血液循环。

(五) 改善血液流变性作用

在正常情况下，人体循环血量一般保持相对平衡。小儿拔罐可以改变血管内外的相对平衡，同时也会影响营养素、调理素、干扰素、酶系统、pH 值等的平衡，还会影响血管壁上分布的肾上腺素能神经和胆碱能神经等神经。这些影响产生有利于机体的转化。

(六) 调节免疫功能作用

小儿拔罐可以增加白细胞总数，提高白细胞的吞噬能力，并增加血清中补体效价，显著提高机体的防御免疫能力。此外，一系列的良性刺激通过神经系统对人体进行调节，增强皮肤对外界变化的耐受性和敏感性，进而在不同程度上进一步提升机体的抗病能力。

(七) 调节神经系统作用

小儿拔罐会出现自身溶血现象，并释放组织胺、5－羟色胺等神经介质，给予机体一系列微弱但良性的刺激。这种刺激首先作用于神经系统的末梢感受器，然后经过向心传导到达大脑皮质。同时，拔罐对局部皮肤产生温热刺激，这种刺激通过皮肤感受器和血管感受器的反射途径传达到中枢神经系统，引发反射性兴奋，从而调节兴奋和抑制过程，使其趋于平衡。这进一步增强了大脑皮质对身体各部分的调节和管制功能，促进患者皮肤相应的组织代谢旺盛，增强吞噬作用，并促进机体恢复其功能。

（八）加速代谢作用

小儿拔罐可以加速脱落消亡的上皮细胞，扩张局部毛细血管，增加皮肤和皮下组织的血液灌流量，有利于汗腺和皮脂腺的分泌，协助和加强肾脏排泄体内新陈代谢的废物。此外，它还能改善皮肤的呼吸作用，增强局部组织的气体交换，加速排出体内的废物和毒素，增强新陈代谢。拔罐还可以促进机体内的氧化过程，促进体内脂肪的代谢，减少脂肪在体内各部位的储存和积累，从而达到减轻体重的效果。

第二章　小儿拔罐基本要求

　　小儿拔罐作为一种立足于中国传统医学理论的外治疗法有着独特的理论指导其实践。作为初学者，必须掌握其基本要领，如正确选择罐具、使用恰当的施术方法、选择恰当的施术时机，这样才能使每一次操作行之有效。否则非但达不到预期目的，不当的操作甚至还可能延误患儿病情，乃至损害患儿健康。小儿拔罐有如下基本要求。

一、拔罐工具、介质

（一）罐具种类

1. 玻璃罐

　　玻璃罐由耐烧玻璃烧制而成，医疗单位多用。其实生活中如罐头瓶、药瓶等，凡是口小且光滑、腔大的玻璃器皿都可以代替玻璃罐使用，适用于火力排气法。见图 2-1。常用型号有 1 号（直径 58.0mm）、2 号（直径 50.0mm）、3 号（直径 40.0mm）、4 号（直径 35.0mm）、5 号（直径 25.0mm）、6 号（直径 22.0mm）。

　　优点：清晰透明，便于随时观察皮肤的变化。

　　缺点：易碎，导热快易烫伤。

2. 易罐

　　易罐是与玻璃罐的原理相同，但易罐是使用硅橡胶材料加纳米技术制作而成，不用借助其他辅助工具，可以随意吸附在

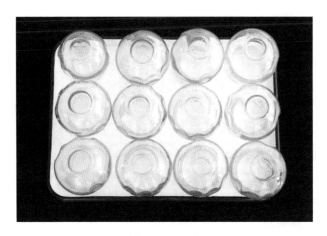

图 2 - 1 玻璃

体表任何位置，适用于挤压排气法。见图 2 - 2。常用型号有 1 号（直径 75.0mm）、2 号（直径 68.0mm）、3 号（直径 56.0mm）、4 号（直径 45.0mm）、5 号（直径 35.0mm）、6 号（直径 30.0mm）

优点：操作方便，用途广泛，易携带。

缺点：缺少温热刺激，疗效下降。

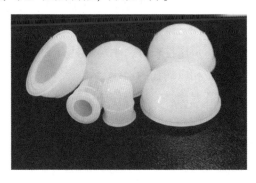

图 2 - 2 易罐

3. 竹罐

竹罐是由竹子制成，然而根据使用方法的不同，选材与制作也有一定的差异。一般竹制的罐选取坚实成熟的老竹，而竹制的煮罐选取淡黄、微绿的质地坚实的竹为宜。

优点：轻便，耐用，不易打碎，比重轻，吸得稳，能吸收药液。

缺点：易燥裂漏气，不透明不便于随时观察。

注意事项：竹罐在不使用时不宜常浸泡水中，也不宜风吹日晒或炉旁烘烤，以防管壁破裂。

4. 陶瓷罐

陶瓷罐是陶罐和瓷罐的统称，一般不做严格区分。汉唐以后较为流行，适用于火力排气法。

优点：吸拔力大，易保管，易于消毒。

缺点：罐具较重，易碎，不便携带，不透明不便于随时观察。

5. 兽角罐

兽角罐是先秦以来传统的罐具，以动物（如牛、羊等）角制成。其中底部磨平的，适用于火力排气法；顶端磨孔，用蜡塞严的，适用于抽气排气法。

优点：耐用，负压性较好，牛羊角具有清热凉血、息风止痉等作用，有益于相应病证的治疗。

缺点：不耐高温消毒，可操作的手法少，不透明不便随时观察。

6. 现代罐具

现在市面上有许多新型罐具，材质上有塑料罐、橡胶罐、有机玻璃罐等，均适用与抽气排气法，如抽气罐（图2－3）等。其优点是轻便便利，不必点火，不易破损。但相对传统罐具，也存在着吸拔力较弱、无温热感、不能使用走罐法等其他手法的缺点。

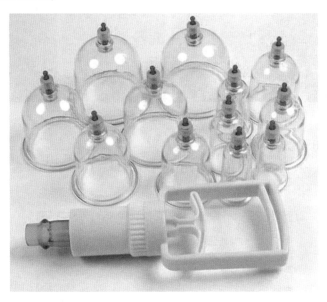

图2-3 抽气罐

(二) 辅助工具

1. 乙醇

在使用火力排气法时，我们需要点燃明火使罐内空气热胀，再使其冷却而形成罐内负压吸附于皮肤之上。通常使用75%~95%的乙醇作为燃料，其优点是热能高、火力旺、无油烟且容易熄灭危险系数小。见图2-4。

2. 镊子或止血钳

一般作为闪火法拔罐的夹取工具使用，使用镊子或止血钳夹住棉球蘸取乙醇并将其点燃，避免手与明火太近导致烫伤。见图2-5。

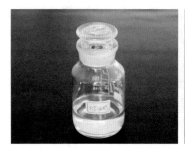 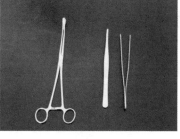

图2-4 乙醇 图2-5 镊子、止血钳

3. 棉球

一般在闪火法拔罐时用以蘸取燃料。用镊子夹取乙醇棉球，蘸取适量乙醇，点燃。见图2-6。

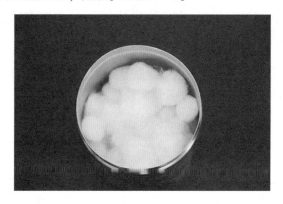

图2-6 棉球

4. 棉片

一般作为贴棉法拔罐的燃料使用。在使用贴棉法进行拔罐时，需将蘸取过乙醇的棉片贴在罐壁内，然后迅速将罐吸拔在施术部位。使用时应注意蘸取适量乙醇，以没有多余乙醇滴落为宜，避免乙醇燃烧时脱落烫伤皮肤。现在临床上较少使用。

5. 纸片

一般作为投火法拔罐的燃料使用。在使用投火法进行拔罐时，需将易燃物点燃后投入罐内，然后迅速将罐吸拔在施术部位。选择时应使用质地较薄的纸片，以免造成燃烧不全。现在临床上较少使用。

（三）介质

在走罐操作前需要在施术部位涂抹介质，目的是减少罐口与皮肤之间的摩擦，方便进行走罐法等操作，加强皮肤与罐口之间密接度的作用；同时，也对局部肌肤起到滋润作用。一般常用的拔罐介质有以下 4 种。

1. 凡士林

凡士林是一种无色无味的油状液体，具有润滑作用，是临床上最常用的走罐介质之一。见图 2 - 7。

2. 玉米淀粉

玉米淀粉呈白色微带黄色的粉末状物质，具有润滑作用，临床也经常将其用作走罐介质。见图 2 - 8。

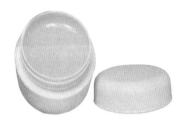 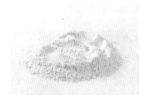

图 2 - 7　凡士林　　　　　　图 2 - 8　玉米淀粉

3. 香油

香油又称芝麻油，呈红色或橙红色，可食用，常用作家庭走罐介质。见图 2 - 9。

4. 儿童霜

儿童霜白色膏状物，具有润滑及滋润皮肤的作用，为家庭走罐的最佳选择。见图 2 - 10。

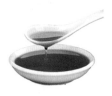 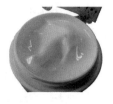

图 2 - 9 香油   图 2 - 10 儿童霜

二、拔罐方法

根据病情的轻重、所需穴位的分布以及选择的罐具种类不同，所选用的具体拔罐方法也有所不同，主要的吸拔方法有以下 4 种。

（一）玻璃罐法

使用玻璃质地的罐具，采用燃烧的方式使罐具吸拔在穴位上，从而达到治疗的效果。

1. 闪火法

操作手用镊子或者止血钳夹住乙醇棉球（注意将乙醇棉球上的多余乙醇甩干，防止多余乙醇滴落在皮肤上，烧伤皮肤），辅助手握紧罐具，将点燃的乙醇棉球立即伸入罐内绕 2～3 圈退出，见图 2 - 11、图 2 - 12，之后迅速将罐具吸拔在所需部位上。这个方法适合用于身体的各个部位，也是现在最常用的拔罐方法之一。

2. 投火法

将适量纸片点燃后投入罐具当中，然后迅速将罐具吸拔到所需部位上，但是此法容易使罐内燃烧物脱落到皮肤上造成皮肤烫伤，因此这个方法现在较少使用。

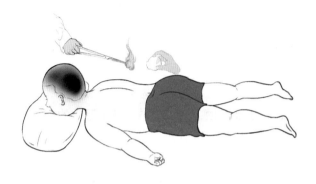

图 2 – 11 闪火法（1）

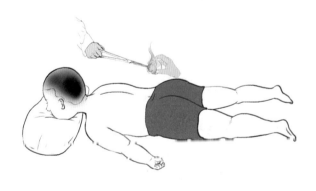

图 2 – 12 闪火法（2）

3. 贴棉法

将 1～2cm 的脱脂棉片蘸取乙醇后贴于罐具的底部，点燃后立即将罐具吸拔在所需部位上，注意在蘸取乙醇时不宜过量，避免乙醇滴落在皮肤上引起烫伤，由于不易操作，危险系数较大，所以临床上较少应用。

（二）挤压法

此法适用于易罐，操作手握罐体，先将罐具置于操作部位上，用力挤压罐具使罐内气体排出，从而使罐具吸拔在身体上，由于其操作简单，不易脱落等特点，目前在儿科临床上应用较多。

（三）抽气法

此法适用于抽气罐，利用拔罐器抽出罐中的空气使罐具吸拔在操作部位，操作简单方便，易于控制，家庭中常用。

（四）水罐法

此法一般用于竹罐，利用热水的热气排出罐内的空气，使罐具吸拔在所需部位上，从而达到治疗的效果。操作是将竹罐放入热水中，煮1~2分钟，将竹罐用镊子夹住底部拿出，用干毛巾捂住罐口以降低温度，然后迅速将竹罐吸拔于所需穴位上。此法对于速度要求高，过快过慢都不能达到治疗效果，并且操作不简便，临床上应用较少。

三、拔罐方式和起罐方法

根据病情的不同选择合适的拔罐方式并熟练掌握操作方法有助于增强疗效，起罐方法对于拔罐治疗也有着重大意义，正确掌握拔罐方法可避免不必要的损伤。

（一）拔罐方式

根据不同病情的需要与疾病的性质、小儿的体质等因素，拔罐法具有以下几种形式：

1. 留罐法

留罐法是最常用的拔罐方法之一，是将吸拔在皮肤上的罐具停留一定的时间，根据体质的不同、病情的轻重、操作部位皮肤的薄厚程度可适当调整留罐时间。留罐法是临床上最常用

的一种方法，一般疾病均可应用（图2-13）。留罐法又分为
单罐法和多罐法。

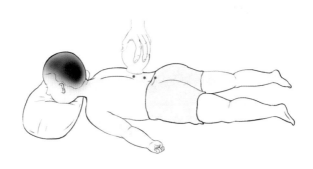

图2-13　留罐法

（1）单罐法　使用一个罐吸拔在皮肤上，适用于病变范
围较小的部位或者压痛处，病变部位明确，范围局限。见图
2-14。

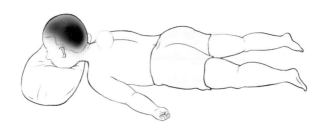

图2-14　单罐法

（2）排罐法　多个罐同时吸拔在皮肤上，适用于病变范
围广的病证或者选穴较多的病证治疗，在身体多处不同穴位同
时吸拔数个罐，或者沿某一经脉按顺序吸拔多个罐，根据病情

的需求，调整每个罐之间的距离。见图 2 - 15。

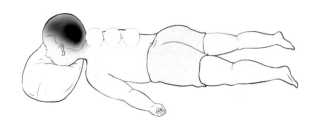

图 2 - 15 排罐法

2. 闪罐法

选择大小合适的罐具，操作手拿镊子夹住乙醇棉球点燃，辅助手拿罐，用闪火法将罐吸拔在操作部位上，待罐吸紧后立即取下，反复操作数次，至皮肤潮红为度。多用于局部皮肤麻木、疼痛或肌肉萎缩等病证，同时适用于不宜留罐的患者及部位。闪罐操作时要求动作要迅速。见图 2 - 16。

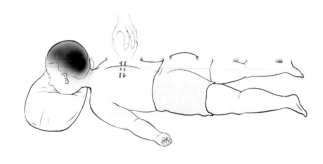

图 2 - 16 闪罐法

3. 走罐法

走罐法又称推罐法、拉罐法、循经拔罐法。先在操作部位涂抹适量润滑剂，如凡士林、玉米淀粉等，用闪火法将合适的罐具吸拔在皮肤上，双手握住罐体，稍微倾斜罐体，罐具前进方向略提起，后方着力，在操作部位上循着经络或肌肉走向缓慢来回移动，反复操作至皮肤潮红或出现瘀斑为度。走罐法适用于面积较大、肌肉丰满的部位，如脊背、腰臀、大腿等部位。见图 2-17。

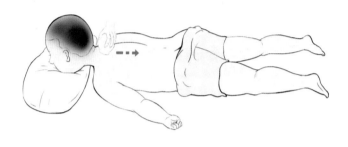

图 2-17　走罐法

　　根据病情的需要，临床上也可把拔罐和其他治疗方法相结合使用，以此来增强疗效，最常用的主要有以下几种形式：

4. 针罐法

　　针罐法，即针刺与拔罐相配合使用的治疗方法，常用的针罐法主要有以下两种。

　　（1）留针罐法　针刺穴位后，将针留在穴位上，再以针刺点为中心进行拔罐，留罐 3~5 分钟起罐、拔针。操作时使用的针不宜过长，以免拔罐时触碰到罐底。此法可以加强针刺刺激，增强疗效，适用于麻木、瘫痪等病证。见图 2-18。

　　（2）刺络拔罐法　即拔罐和刺血疗法相结合使用。在选取的部位上进行常规消毒后，用三棱针点刺皮肤，或用梅花针叩刺至皮肤出现轻微出血为度，然后用闪火法将罐具吸拔在出血处，留罐3～5分钟。此法适用于热证、实证、瘀血证以及一些皮肤疾病等。见图2－19。

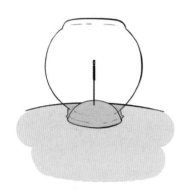 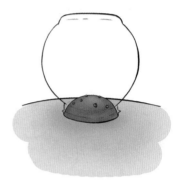

图2－18　留针罐法　　　　　图2－19　刺络拔罐法

5. 药罐法

药罐法即拔罐与药物相配合使用，常用罐具为竹罐。用纱布将药物包好，放在热水中煎煮，然后将竹罐放入其中。按照上述水罐法将竹罐吸拔在操作部位，留罐3～5分钟，该方法温度不易控制，使用时应注意罐具的温度和小儿的感受。

（二）起罐的方法及反应

1. 起罐的方法

起罐，即把吸附在皮肤上的罐具取下来，是拔罐治疗的最后一个步骤，起罐顺序应遵循先上后下的原则，具体操作方法为：用操作手握住罐体，辅助手的拇指或食指按压罐口处的皮肤，使空气进入拔紧的罐体中，罐体自然脱落，在起罐过程中力度应轻柔，切不可用蛮力将罐拔下，以防造成疼痛，甚至皮肤损伤。

2. 起罐后的反应

（1）正常反应 起罐后，治疗部位出现潮红属于正常反应，通常数天后可自行消失。

（2）病理反应 起罐后，皮肤上颜色或瘀点颜色鲜红多见于阳证、热证、实证；颜色或瘀点颜色为暗红色多见于阴证、寒证、血瘀；若颜色或瘀点色淡多见于虚证；若无皮色变化，触摸无温热感多见于虚寒证；具体要根据临床实际情况进行全面综合分析。

四、拔罐操作准备

（一）正确辨病辨证

在选择拔罐之前，首先应检查小儿病情，明确诊断，是否符合拔罐适应证，仔细判断小儿是否具有拔罐禁忌证，同时，应耐心安抚年龄稍大的小儿，尽量让其消除恐惧心理，对于年龄稍小的小儿应由家长协助固定。

（二）体位选择

在拔罐治疗时，选择正确的体位对于正确选取操作部位、拔罐手法的操作、留罐等都有重要的意义，可直接影响治疗效果，尤其对于部分体质虚弱、精神紧张的小儿，选择其舒适的体位具有重要的意义。合适体位的选择应以小儿感到舒适、全身放松、充分暴露操作部位以及便于手法操作为宜，常用的拔罐治疗体位有以下4种。

1. 仰卧位

小儿面部向上自然地平躺在床上，双上肢放松地置放在身体两侧。该体位适用于头面部、胸腹部、四肢前侧、手足部位的穴位拔罐。见图 2 - 20。

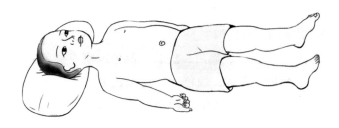

图 2-20　仰卧位

2. 俯卧位

小儿面部朝下俯卧于床上，双上肢放松地置放在身体两侧或放在头部下方，以小儿舒适为佳，可在头部放置一软枕。该体位适用于颈部、背部、腰部、双下肢后侧部位的穴位拔罐。见图 2-21。

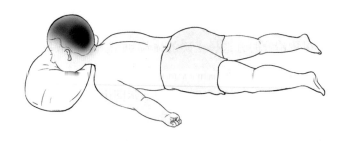

图 2-21　俯卧位

3. 侧卧位

小儿侧卧在床上，双上肢放松自然地置于身体前侧，双下肢自然屈曲。该体位适用于侧身部的穴位拔罐。见图 2-22。

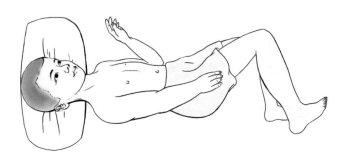

图 2 - 22　侧卧位

4. 坐位

小儿在家长的帮扶下自然放松地坐在床上或椅子上。该体位适用于颈项部、肩背部、背腰部、前额、面部、前胸部的穴位。见图 2 - 23。

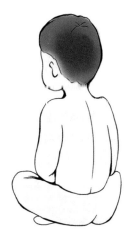

图 2 - 23　坐位

（三）准备工具

根据小儿的病情轻重、体质等因素选择合适的罐具和大小型号，检查罐具是否有破损以及漏气现象，同时准备乙醇棉球、镊子、打火机、润滑油等辅助工具。

（四）消毒

1. 工具消毒

使用后的罐具应清洗干净并进行消毒，以便于下一次的使用，可用乙醇浸泡消毒。

2. 操作部位消毒

在选择好操作部位之后，用干净柔软的温毛巾擦拭操作部位，再用干燥的纱布擦拭操作部位上的多余水分，保持操作部位干燥，再进行拔罐，如果有需要使用针罐法、刺络拔罐法治疗的病证，操作部位需要用乙醇或者碘酒进行消毒后进针施针、拔罐。

五、小儿拔罐要领

（一）拔罐压力宜适度

拔罐是利用燃烧、挤压等方法排出罐内空气，造成负压，使罐吸附在小儿体表特定部位。拔罐产生的负压若过小，易致罐具不能牢固地吸附在操作部位上；若负压过大，则会造成吸附过紧，易造成小儿疼痛或皮肤损伤。小儿拔罐治疗时压力应以罐内皮肤稍高于皮肤表面，吸拔在穴位上的罐体可以用手轻轻晃动为宜。

（二）"三元一体"点线面

在整体观念和辨证论治的前提下确立治疗方案，编者总结研究发现，选取患儿的穴位、经脉、部位施术，疗效显著。穴位、经脉、部位恰似平面空间的基本元素——点、线、面，故而编者提出"三元一体"为原则的治疗思想。经过反复实践和总结，发现运用"三元一体"的治疗方案，按照点、线、面的操作顺序治疗各种疾病效果往往优于单一选穴、单一选经或单一选取部位的方法。

（三）走罐长度两点间

小儿走罐的长度应以小儿特定穴起止点、走罐部位经脉循行的两个穴位点之间的距离、背部膀胱经从肩部到腰骶部的距离为走罐长度，按照肌肉走向进行走罐，也可根据操作部位肌肉分布及丰厚程度适当延长走罐长度。

（四）拔罐时间因人异

由于小儿皮肤娇嫩，体质较弱，小儿留罐时间应与成年人区分开，小儿留罐时间应为 5~8 分钟，可根据小儿年龄、病情、体质等因素适当延长或缩短留罐时间，但留罐时间不宜过长，以免引起皮肤水泡等问题；小儿拔罐治疗频次为隔日 1 次，5 次为 1 个疗程，待罐印消失后再进行下 1 个疗程的拔罐治疗。

（五）拔罐操作有顺序

多部位进行拔罐治疗操作时应注意拔罐顺序，一般按照由上至下，由前至后，由左至右，由内向外；先闪罐，再留罐，后走罐；先拔主穴，再拔配穴的顺序进行拔罐治疗。

六、小儿拔罐的适应证与禁忌证

拔罐一般适用于 3 岁以上的儿童，主要擅长治疗肺系及脾胃疾病，多以实证为主。

（一）适应证

1. 小儿肺系疾病

适应证主要包括咳嗽、发热、哮喘、支气管炎、小儿肺炎喘嗽和现代医学儿科的上呼吸道感染、急性扁桃体炎、流行性感冒等病证。

2. 小儿脾胃病

适应证主要包括泄泻、呕吐、腹胀、腹痛、疳积、流涎、消化不良等病证。

3. 小儿心肝疾病

适应证主要包括小儿多动症、夜啼等心肝病证。

4. 小儿肾系疾病

适应证主要包括遗尿等肾系病证。

5. 小儿其他疾病

如面瘫、痿证、单纯性肥胖、肌性斜颈等病证。

（二）禁忌证

1. 若小儿有急性、危重性疾病、慢性全身虚弱性疾病及接触性传染病，禁用拔罐。

2. 若小儿有出血倾向或有损伤后有出血不止的病证，如血小板减少性紫癜、白血病等疾病，禁用拔罐。

3. 若小儿有皮肤过敏、传染性皮肤病、皮肤肿块部等疾病，禁用拔罐。

4. 小儿心尖区、体表大动脉搏动部，禁用拔罐。

5. 小儿眼、耳、口、鼻等五官孔窍及前后二阴部，禁用拔罐。

七、小儿拔罐的注意事项及异常情况处理

1. 拔罐时，应保持环境宽敞明亮、空气流通、温度适宜。

2. 拔罐一般适用于肌肉丰满的部位。小儿应首先选择舒适的体位，充分暴露拔罐操作部位，在拔罐过程中家长应时刻安抚宝宝，注意宝宝情绪变化，防止其乱动使罐具脱落。

3. 选择罐具应以火罐和易罐为首选。根据拔罐部位、肌肉丰满程度选择合适型号的罐具进行治疗。选择玻璃罐多应用闪火法。拔玻璃罐时如果选用闪火法，应注意不要被火烫伤，也不宜用乙醇棉球在罐内绕太多次，以免使罐口太烫导致疼痛，甚至烫伤皮肤。选择易罐多应用挤压法，应注意挤压力度不宜大，以免罐具压力过大，吸拔过紧。

4. 根据病情需要选择合适的拔罐方式，如局部皮肤麻木选用闪罐法，背部膀胱经多应用走罐法。

5. 小儿拔罐留罐时间为 5～8 分钟，频次为隔日 1 次，5 次为 1 个疗程。可根据小儿年龄、病情、体质等因素适当延长或缩短留罐时间，但留罐时间不宜过长，以免引起皮肤水泡等问题。

6. 拔罐完成后，需要对所使用过的罐具进行消毒，以方便下一次使用，避免交叉感染。

7. 拔罐后，治疗部位可能会出现皮肤瘙痒，家长应时刻注意小儿不要抓破患处皮肤；若皮肤被抓破，应及时用碘伏或医用乙醇对破损部位进行消毒，以防感染。

8. 异常情况处理

（1）拔罐过程中若小儿出现哭闹不止、面色苍白、呕吐、四肢发凉等情况时，家长应立即起罐，让小儿平躺，将衣服解开，去枕平卧，采用头低脚高体位。若症状轻者饮用温开水，休息片刻即可缓解；重者应及时刺激小儿的人中穴、十宣穴等急救穴位。若经过上述措施处理后仍无缓解，应及时前往医院就医。

（2）拔罐时，应时刻观察小儿的反应。若发现罐具吸拔得太紧，可一手握住罐体，一手轻轻按压罐口皮肤，使少量空气进入罐具中，使罐具稍放松，从而减少压迫感。

（3）起罐后，操作部位出现水泡者，若水泡较小，可进行常规消毒后用纱布覆盖，防止小儿用手抓破，数日后水泡可自行吸收；若水泡较大，用消毒针在位置低的地方刺破水泡，并用棉签轻轻挤出水液，涂抹消炎药膏后用消毒纱布覆盖固定。

第三章　小儿拔罐常用穴位和特定穴

小儿拔罐常用穴位主要分布在四肢、胸腹部、背腰部等肌肉丰厚处，一部分穴位定位方法与成人相同，也有一部分为小儿特定穴，多呈线状或面状分布，有特殊定位方法。

一、穴位定位方法

人体常用穴位定位方法主要包括骨度分寸法、指寸定位法和自然标志定位法。

（一）骨度分寸法

以体表骨节为主要标志测量全身各部的长度和宽度，定出分寸，用于经穴定位的方法（图 3 - 1）。全身主要骨度折量寸（表 3 - 1）。

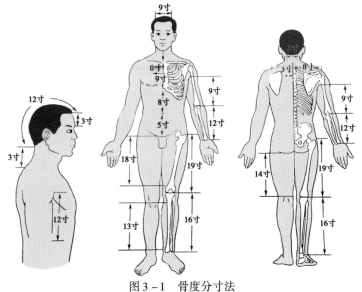

图 3 - 1　骨度分寸法

表 3–1　全身主要骨度折量寸

部位	起止点	折量寸（寸）	度量法	说明
头面部	前发际正中至后发际	12	直寸	用于确定头部经穴的纵向距离
	眉间（印堂）→前发际正中	3	直寸	用于确定前或后发际及其头部经穴的纵向距离
	前额两发迹（头维）之间	9	横寸	用于确定头前部经穴的横向距离
	耳后两乳突（完骨）之间	9	横寸	用于确定头后部经穴的横向距离
胸腹胁部	胸骨上窝（天突）→胸剑联合中点（歧骨）	9	直寸	用于确定胸部任脉穴的纵向距离
	胸剑联合中点（歧骨）→脐中	8	直寸	用于确定上腹部经穴的纵向距离
	脐中→耻骨联合上缘（曲骨）	5	直寸	用于确定下腹部经穴的纵向距离
	两乳头之间	8	横寸	用于确定胸腹部经穴的横向距离
	腋窝顶点→第11肋游离端（章门）	12	直寸	用于确定胁肋部经穴的纵向距离
背腰部	肩胛骨内缘→后正中线	3	横寸	用于确定背腰部经穴的横向距离
上肢部	腋前、后纹头→肘横纹（平尺骨鹰嘴）	9	直寸	用于确定臂部经穴的纵向距离
	肘横纹（平尺骨鹰嘴）→腕掌（背）侧远端横纹	12	直寸	用于确定前臂部经穴的纵向距离

续表

部位	起止点	折量寸（寸）	度量法	说明
下肢部	耻骨联合上缘→髌底	18	直寸	用于确定下肢内侧足三阴经穴的纵向距离
	髌底→髌尖	2	直寸	
	髌尖（膝中）→内踝尖	15	直寸	用于确定小腿内侧部腧穴的纵向距离
	股骨大转子→腘横纹	19	直寸	用于确定大腿前外侧部腧穴的纵向距离
	臀沟→腘横纹	14	直寸	用于确定大腿后部腧穴的纵向距离
	腘横纹→外踝尖	16	直寸	用于确定小腿外侧部腧穴的纵向距离
	内踝尖→足底	3	直寸	用于确定足内侧部腧穴纵向距离

（二）指寸定位法

指寸定位法又称同身寸，是根据本人手指所规定的分寸以量取自身腧穴的方法，可分为中指同身寸（图3-2）、拇指同身寸（图3-3）、横指同身寸（图3-4）。

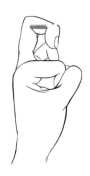 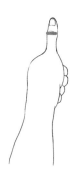

图3-2　中指同身寸　　　　图3-3　拇指同身寸

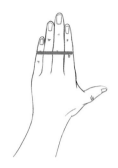

图3-4 横指同身寸

（三）自然标志定位法

根据人体表面容易观察到或可以触摸到的体表标志而确定穴位所在部位的方法。可分为固定标志法和活动标志法。

二、常用穴位定位及主治

（一）头面颈项部穴位

1. 太阳穴

定位：在头部，眉梢与目外眦之间，向后约一横指的凹陷中。见图3-5。

主治：①目赤肿痛，目眩，目涩。②偏正头痛，口眼㖞斜，牙痛。

2. 下关穴

定位：在面部耳前方，当颧弓与下颌切迹所形成的凹陷中。见图3-5。

主治：①下颌关节炎、三叉神经痛、齿痛、口眼㖞斜等面口病证。②耳聋、耳鸣、聤耳等耳疾。

3. 颊车穴

定位：在面颊部，下颌角前上方约1横指，当咀嚼时，咬肌隆起处。见图3-5。

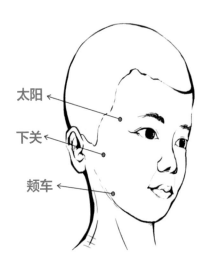

图 3-5 太阳、下关、颊车

主治：齿痛、牙关不利、颊肿、口角㖞斜等局部病证。

4. 印堂穴

定位：在头部，两眉毛内侧中间的凹陷处。见图 3-6。

主治：①头痛，眩晕，失眠。②鼻塞，眉棱骨痛，目痛。③小儿惊风。

5. 地仓穴

定位：在面部，口角外侧，上直瞳孔。见图 3-6。

主治：口角㖞斜、流涎、三叉神经痛等局部病证。

6. 阳白穴

定位：位于面部，瞳孔直上方，离眉毛上缘约 1 寸。见图 3-6。

主治：①缓解治疗眼睛疲劳、目眩、目痛、外眦疼痛、雀目、眼睛疾患；②缓解治疗三叉神经痛、面瘫、头痛；③抗老除皱、治疗痤疮。

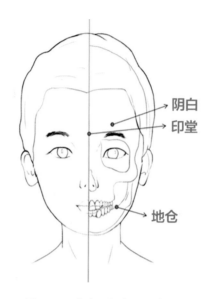

图3-6　印堂、阳白、地仓

7. 廉泉穴

定位：仰靠座位，在颈部，当前正中线上，喉结上方，舌骨上缘凹陷处。见图3-7。

主治：①口腔炎、舌炎、口舌生疮；②脑血管后遗症、声带麻痹、舌根部肌肉萎缩。

8. 天柱穴

定位：在项部，大筋（斜方肌）外缘之后发际凹陷中，约当后发际正中线旁开1.3寸。见图3-8。

主治：①后头痛，项强，肩背腰痛；②鼻塞；③癫狂痫，热病。

9. 风池穴

定位：在项部，当枕骨之下，与风府相平，胸锁乳突肌与斜方肌上端之间的凹陷处。见图3-8。

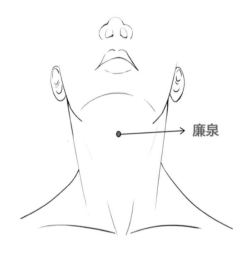

图 3 - 7 廉泉

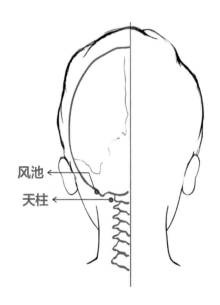

图 3 - 8 天柱、风池

主治：①头痛、眩晕、目赤肿痛、鼻渊、耳鸣等头面五官疾患；②中风、不寐、癫痫等神志病证；③颈项强痛；④视网膜出血，视神经萎缩。

10. 大椎穴

定位：在后正中线上，第 7 颈椎棘突下凹陷中。见图 3-9。

主治：①热病；②感冒、咳嗽、气喘等外感病证；③头项强痛；④疟疾；⑤癫狂、小儿惊风；⑥风疹、痤疮；⑦小儿麻痹后遗症、小儿舞蹈病。

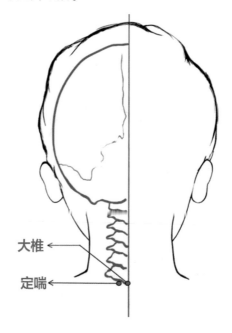

大椎

定喘

图 3-9 大椎、定喘

11. 定喘穴

定位：在背部，第 7 颈椎棘突下，旁开 0.5 寸。见图

3 - 9。

主治：①哮喘，咳嗽等肺系疾病。②落枕，肩背痛。

（二）上肢部穴位

1. 神门穴

定位：在腕部，腕掌侧横纹尺侧端，尺侧腕屈肌腱的桡侧凹陷处。简便取穴：伸肘仰掌，用力握拳；在手臂内侧可触摸到一条大筋（尺侧腕屈肌腱）；在近掌侧腕横纹上，此筋的内侧，即为本穴。见图 3 - 10。

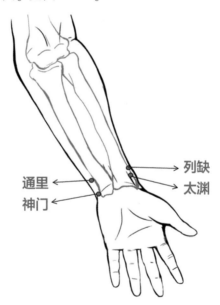

图 3 - 10　神门、太渊、通里、列缺

主治：①心痛、心烦、惊悸、健忘、失眠、痴呆、悲哭、癫狂痫等心与神志病证；②高血压；③胸胁痛。

2. 太渊穴

定位：在腕前区，桡骨茎突与舟状骨之间，拇长伸肌腱尺侧凹陷中。见图 3 - 10。

主治：①咳嗽，气喘，咳血，胸痛，咽喉肿痛；②腕臂痛。

3. 通里穴

定位：在前臂掌侧，当尺侧腕屈肌腱侧缘，腕横纹上 1 寸。见图 3 - 10。

主治：①心悸、怔忡等心病；②舌强不语、暴喑；③腕臂痛；④扁桃体炎、咳嗽、哮喘；⑤胃出血；⑥子宫内膜炎。

4. 列缺穴

定位：桡骨茎突上方，腕横纹上 1.5 寸，当肱桡肌与拇长展肌腱之间。见图 3 - 10。

主治：①咳嗽，气喘，咽喉肿痛等肺系疾病；②头痛，齿痛，项强，口眼㖞斜等头项部疾患；③颈椎病，腕关节周围软组织疾病。

5. 大陵穴

定位：在腕掌横纹的中点处，当掌长肌腱与桡侧腕屈肌腱之间。见图 3 - 11。

主治：①心痛、心悸、胸肋痛等心胸病证；②癫狂；③胃痛、呕吐、痫证；④腕臂痛；⑤咽炎，腋淋巴腺炎、疥癣。

6. 内关穴

定位：在前臂掌侧，当曲泽与大陵的连线上，腕横纹上 2 寸，掌长肌腱与桡侧腕屈肌腱之间。见图 3 - 11。

主治：①心痛、心悸、胸痛、胸闷等心胸病证；②胃痛、呕吐、呃逆等胃疾；③失眠，癫痫等神志病证；④上肢痹痛、偏瘫、手指麻木等局部病证。

7. 后溪穴

定位：在手尺侧，微握拳，当小指末节（第 5 掌指关节）

后的远侧掌横纹头赤白肉际处。见图 3 – 11。

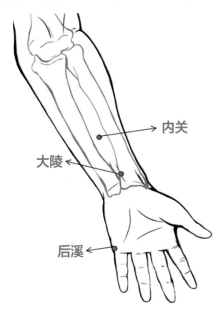

图 3 – 11　大陵、内关、后溪

主治：①头项强痛、腰背痛、手指及肘臂挛痛等痛症；②耳聋、目赤；③癫狂病；④疟疾。

8. 合谷穴

定位：在手背，第 1、2 掌骨间，当第 2 掌骨桡侧的中点处。见图 3 – 12。

主治：①头痛、目赤肿痛；②齿痛、口眼㖞斜、耳聋等头面五官疾患；③肢体、内脏等疼痛；④热病、无汗、多汗、经闭；⑤腰扭伤、落枕、腕关节痛；⑥膈肌痉挛。

9. 阳池穴

定位：在腕背侧，当指总伸肌腱的尺侧缘凹陷中。见图3 – 12。

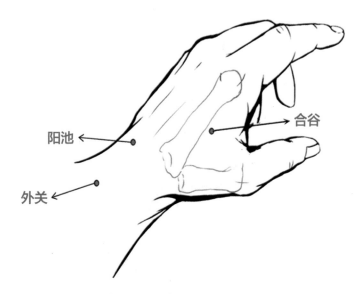

图 3 - 12　合谷、阳池、外关

主治：①头痛、目赤肿痛、耳鸣、耳聋、喉痹等头面五官疾患；②腕痛；③消渴。

10. 外关穴

定位：在前臂背侧，当阳池与肘尖的连线上，腕背横纹上2寸，尺骨与桡骨之间。见图 3 - 12。

主治：①头痛、颊痛、目赤肿痛、耳鸣、耳聋、喉痹等头面五官疾患；②热病；③胁肋痛、上肢痹痛；④瘰疬。

11. 孔最穴

定位：在前臂前区，腕掌侧远端横纹上7寸，尺泽与太渊的连线上。见图 3 - 13。

主治：①咳嗽，咳血，气喘，咽喉肿痛，热病无汗；②痔疾；③肘臂挛痛。

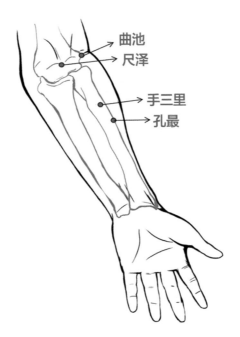

图 3 - 13　孔最、手三里、尺泽、曲池

12. 手三里穴

定位：在前臂背面桡侧，当阳溪穴与曲池穴连线上，肘横纹下 2 寸处。见图 3 - 13。

主治：①手臂无力、上肢不遂；②腹痛、腹泻；③齿痛、颊肿。

13. 尺泽穴

定位：在肘横纹中，肱二头肌腱桡侧凹陷处。见图 3 - 13。

主治：①咳嗽、气喘、咯血、咽喉肿痛等肺系病证；②肘臂挛痛；③急性吐泻、中暑、小儿惊风；④小便失禁。

14. 曲池穴

定位：在肘横纹外侧端，屈肘，当尺泽与肱骨外上髁连线中点。见图3－13。

主治：①手臂挛痛、上肢不遂等上肢病证；②热病；③高血压；④癫狂；⑤腹痛、吐泻等肠胃病证；⑥咽喉肿痛、齿痛等五官疾患；⑦湿疹、瘰疬等皮肤、外科病证。

15. 肩髃穴

定位：屈臂外展，肩峰外侧缘呈现前后两个凹陷，前下方的凹陷即是本穴。见图3－14。

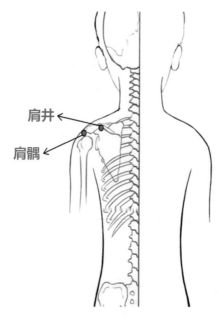

图3－14　肩髃、肩井

主治：①肩臂挛痛，上肢不遂，手臂挛急；②瘾疹、瘰疬。

16. 肩井穴

定位：在肩上，当大椎穴与肩峰端连线的中点上。见图 3－14。

主治：①肩背痹痛、上肢不遂、颈项强痛等肩颈上肢部病证；②瘰疬；③乳痈、乳汁不下。

（三）胸腹部穴位

1. 天枢穴

定位：在腹中部，脐中旁开 2 寸。见图 3－15。

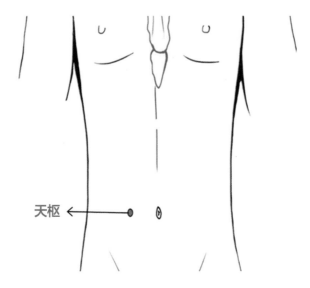

图 3－15　天枢

主治：①腹痛、腹胀、便秘、泄泻、痢疾等胃肠病证；月经不调、痛经等妇科疾病；②肾炎。

2. 中极穴

定位：在下腹部，前正中线上，脐中下 4 寸。见图 3－16。

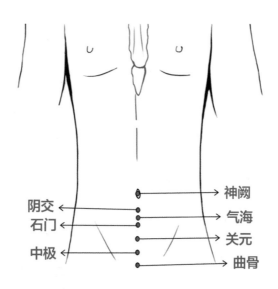

图 3 - 16　中极、关元、气海、神阙

主治：①痛经、月经病；②子宫内膜炎、盆腔炎、膀胱炎、男子性功能障碍、尿潴留、前列腺炎等。

3. 关元穴

定位：在下腹部，前正中线上，脐中下3寸。见图3 - 16。

主治：①遗精、阳痿、早泄、尿频等泌尿生殖系统疾病；②月经不调、带下、痛经等妇科疾病；③中风脱证、虚劳冷惫、羸瘦无力等元气虚损病证；④腹痛、泄泻、痢疾、脱肛等肠腑病证。

4. 气海穴

定位：在下腹部，前正中线上，当脐中下1.5寸。见图3 - 16。

主治：①腹痛、泄泻、便秘等肠腑病证；②遗尿、阳痿、滑精、月经不调、闭经、崩漏等妇科及前阴病证；③中风脱证，气喘，心下痛，疝气，神经衰弱。

5. 神阙穴

定位：在腹中部，当脐中央。见图 3 – 16。

主治：①腹痛、腹泻、痢疾、脱肛等肠道病证；②中风脱证，虚脱；③水肿，小便不利。

6. 水分穴

定位：在上腹部，前正中线上，当脐中上 1 寸。见图 3 – 17。

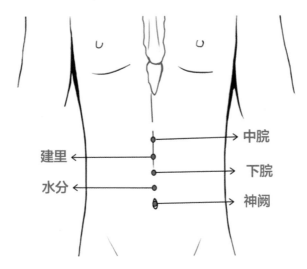

图 3 – 17　水分、下脘、建里、中脘

主治：①腹痛、腹泻、翻胃吐食；②水肿，腹胀，小便不利。

7. 下脘穴

定位：在上腹部，前正中线上，当脐中上 2 寸。见图 3 – 17。

主治：①腹痛、呃逆、腹胀、食谷不化、腹泻等胃肠疾病；②痞块。

8. 建里穴

定位：在上腹部，前正中线上，当脐中上 3 寸。见图 3 – 17。

主治：①胃痛，呕吐，食欲不振；②腹胀，腹痛；③水肿。

9. 中脘穴

定位：在上腹部，前正中线上，当脐中上 4 寸。见图 3 – 17。

主治：①胃痛、腹胀、呃逆、吞酸、泄泻、黄疸等脾胃疾病；②癫狂，失眠，脏躁；③子宫脱垂，荨麻疹，食物中毒。

10. 中府穴

定位：在胸部，横平第 1 肋间隙，锁骨下窝外侧，前正中线旁开 6 寸。见图 3 – 18。

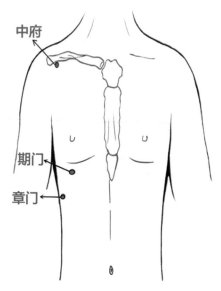

图 3 – 18　中府、期门、章门

主治：①咳嗽，气喘，胸痛；②肩背痛。

11. 期门穴

定位：在胸部，当乳头之下，在第 6 肋间隙，前正中线旁开 4 寸。见图 3 – 18。

主治：①胸胁胀痛；②腹胀，呃逆，呕吐；③癃闭，遗精，肾炎。

12. 章门穴

定位：在侧腹部，第 11 肋游离端的下际。见图 3 – 18。

主治：①腹痛，腹胀，腹泻，肠鸣，呕吐；②胁痛，黄疸，小儿疳积。

（四）背腰骶部穴位

1. 华佗夹脊穴

定位：在背腰部，当第 1 胸椎至第 5 腰椎棘突下两侧，后正中线旁开 0.5 寸，一侧 17 个穴，左右共 34 穴。如 3 – 19。

主治：①上胸部穴位治疗心肺部及上肢病证；②下胸部的穴位治疗胃肠部病证；③腰部的穴位治疗腰腹及下肢病证。

2. 风门穴

定位：在背部，第 2 胸椎棘突下，旁开 1.5 寸。见图 3 – 20。

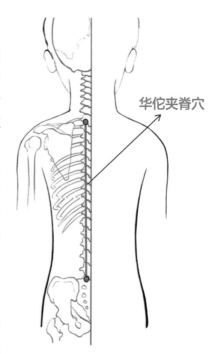

华佗夹脊穴

图 3 – 19 华佗夹脊穴

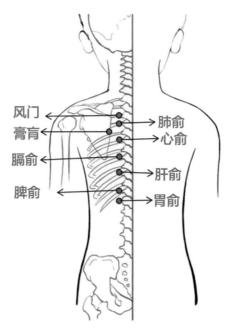

图 3-20　风门、肺俞等

主治：①感冒，咳嗽，发热，头痛；②项痛，胸背痛；③荨麻疹，遗尿。

3. 肺俞穴

定位：在背部，当第 3 胸椎棘突下，旁开 1.5 寸。见图 3-20。

主治：①咳嗽、气喘、咯血等肺部疾病；②骨蒸潮热，盗汗；③颈淋巴结结核，心内膜炎，肾炎，风湿性关节炎，腰背痛。

4. 膏肓穴

定位：在背部，当第 4 胸椎棘突下，旁开 3 寸。见图

3 - 20。

主治：①咳嗽，气喘，盗汗，肺痨；②健忘，遗精；③羸瘦，虚劳。

5. 心俞穴

定位：在背部，当第 5 胸椎棘突下，旁开 1.5 寸。见图 3 - 20。

主治：①心痛、心悸、失眠、健忘、癫痫等心与神志病变；②咳嗽，吐血；③背部软组织损伤。

6. 膈俞穴

定位：在背部，当第 7 胸椎棘突下，旁开 1.5 寸。见图 3 - 20。

主治：①呕吐、呃逆、气喘、吐血等上逆之证；②贫血；③瘾疹，皮肤瘙痒；④潮热，盗汗。

7. 肝俞穴

定位：在背部，当第 9 胸椎棘突下，旁开 1.5 寸。见图 3 - 20。

主治：①胸胁胀痛，黄疸；②癫狂痫；③脊背痛；④淋巴结结核，月经不调。

8. 脾俞穴

定位：在脊柱区，第 11 胸椎棘突下，后正中线旁开 1.5 寸。见图 3 - 20。

主治：①腹胀，呕吐，泄泻，痢疾，便血、纳呆；②水肿，黄疸；③咳嗽痰多，背痛。

9. 胃俞穴

定位：在脊柱区，第 12 胸椎棘突下，后正中线旁开 1.5 寸。见图 3 - 20。

主治：①胃脘痛，呕吐，腹胀，肠鸣；②胸胁痛。

10. 三焦俞穴

定位：在脊柱区，第 1 腰椎棘突下，后正中线旁开 1.5 寸。见图 3-21。

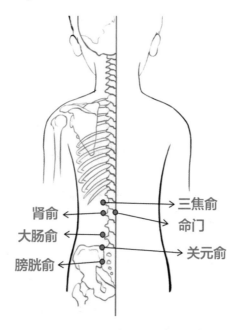

图 3-21 肾俞、三焦俞等

主治：①水肿，小便不利；②腹胀，肠鸣，泄泻，痢疾；③腰背强痛

11. 肾俞穴

定位：在脊柱区，第 2 腰椎棘突下，后正中线旁开 1.5 寸。见图 3-21。

主治：①遗精，阳痿，遗尿，尿闭，小便频数，小便不利，水肿；②耳聋，耳鸣；③气喘少气，五劳七伤，消渴，五更泄泻；④腰膝酸痛。

12. 大肠俞穴

定位：在脊柱区，第4腰椎棘突下，后正中线旁开1.5寸。见图3-21。

主治：①腰痛；②腹胀，泄泻，便秘，痢疾，痔疮。

13. 关元俞穴

定位：在脊柱区，第5腰椎棘突下，后正中线旁开1.5寸。见图3-21。

主治：①腹胀，泄泻，小便频数或不利，遗尿；②腰痛。

14. 膀胱俞穴

定位：在骶部，横平第2骶后孔，骶正中嵴旁开1.5寸。见图3-21。

主治：①小便不利，尿频，遗尿，遗精；②泄泻，便秘；③腰脊强痛。

15. 命门穴

定位：在脊柱区，第2腰椎棘突下凹陷中，后正中线上。见图3-21。

主治：①腰痛，下肢痿痹；②遗精，遗尿，尿频；③泄泻。

（五）下肢及臀部穴位

1. 髀关穴

定位：在股前区，股直肌近端、缝匠肌与阔筋膜张肌3条肌肉之间凹陷中。见图3-22。

主治：下肢痿痹，腰痛，腹痛。

2. 环跳穴

定位：在臀区，股骨大转子最凸点与骶管裂孔连线的外1/3与内2/3交点处。见图3-23。

主治：下肢痿痹，半身不遂，腰腿痛。

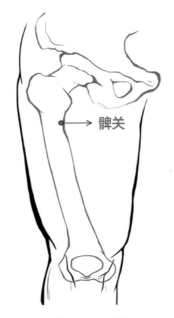

图 3 – 22　髀关

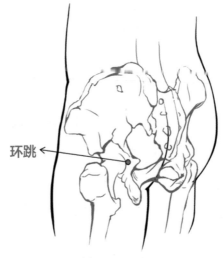

图 3 – 23　环跳

3. 阴陵泉穴

定位：小腿内侧，胫骨内侧髁后下方凹陷处。正坐屈膝或仰卧位，在胫骨内侧髁后下方约胫骨粗隆下缘平齐处取穴。见图3－24。

主治：①腹胀、腹泻、水肿、黄疸、小便不利等脾不运化水湿病证。②膝痛。

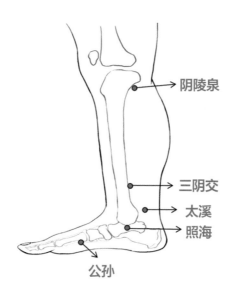

图3－24 阴陵泉、三阴交

4. 三阴交穴

定位：在小腿内侧，内踝尖上3寸，胫骨内侧缘后际。见图3－24。

主治：①肠鸣，腹胀，腹泻等脾胃虚弱疾病；②遗精，遗尿，小便不利等生殖泌尿系统疾病；③心悸，失眠，高血压；④下肢痿痹；⑤阴虚诸证；⑥湿疹，荨麻疹。

5. 太溪穴

定位：在踝区，内踝尖与跟腱之间的凹陷处。见图3－24。

主治：①遗精，小便频数，泄泻，消渴；②头痛，耳聋，耳鸣，咽喉肿痛，齿痛，失眠；③咳喘，咳血；④腰脊痛，下肢痹痛厥冷，下肢不遂，内踝及足跟痛。

6. 照海穴

定位：在踝区，内踝尖下1寸，内踝下缘边际凹陷中。见图3－24。

主治：①月经不调，痛经，小便频数，癃闭；②咽喉干痛，目赤肿痛；③痫症，失眠。

7. 公孙穴

定位：在跖区，第1跖骨底的前下缘赤白肉际处。见图3－24。

主治：①胃痛，呕吐，腹痛，腹胀，腹泻，痢疾；②心烦失眠，嗜睡。

8. 阳陵泉穴

定位：在小腿外侧，腓骨头前下方凹陷处。见图3－25。

主治：①下肢痿痹，膝膑肿痛，脚气，肩痛；②胁肋痛，口苦，呕吐，黄疸；③小儿惊风。

9. 阳交穴

定位：小腿外侧，当外踝尖上7寸，腓骨后缘。见图3－25。

主治：①下肢痿痹；②胸胁胀痛；③癫狂。

10. 光明穴

定位：小腿外侧，当外踝尖上5寸，腓骨前缘。见图3－25。

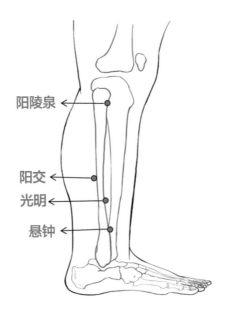

图 3-25 阳陵泉、阳交等

主治：目痛，夜盲，目视不明。

11. 悬钟穴

定位：在小腿外侧，外踝尖上 3 寸，腓骨前缘。见图 3-25。

主治：①颈项强痛，偏头痛，咽喉肿痛；②胸胁胀痛；③痔疮，便秘；④下肢痿痹，脚气。

12. 血海穴

定位：在股前区，髌底内侧端上 2 寸，当股内侧肌隆起处，屈膝取穴。简便取穴法：患者屈膝，医者以左手掌心按于患者右膝髌骨上缘，二至五指向上伸直，拇指约呈 45°斜置，拇指尖下是穴，对侧取法相同。见图 3-26。

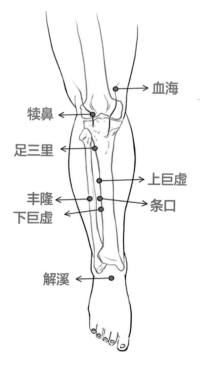

图 3 – 26 血海、足三里等

主治·①月经不调，经闭，痛经，崩漏；②瘾疹，湿疹，丹毒；③股内侧痛，膝关节疼痛。

13. 足三里穴

定位：小腿外侧，犊鼻下 3 寸，胫骨前嵴外 1 横指，犊鼻与解溪连线上。见图 3 – 26。

主治：①胃痛、呕吐、噎膈、腹胀、腹泻、消化不良、疳积、痢疾、便秘等胃肠疾病；②下肢痿痹；③中风，心悸，高血压，癫狂；④虚劳诸证；⑤强壮保健要穴。

14. 上巨虚穴

定位：在小腿外侧，当犊鼻下 6 寸，犊鼻与解溪连线上。

见图 3 - 26。

主治：①肠鸣、腹痛、腹泻、便秘、肠痈等肠胃疾患；②下肢痿痹。

15. 下巨虚穴

定位：在小腿外侧，当犊鼻下 9 寸，犊鼻与解溪连线上。见图 3 - 26。

主治：①腹泻，痢疾，小腹痛；②下肢痿痹；③乳痈。

16. 丰隆穴

定位：小腿外侧，外踝尖上 8 寸，胫骨前肌外缘，条口旁开 1 寸。见图 3 - 26。

主治：①头痛，眩晕，癫狂，痫症；②咳嗽，痰多；③下肢痿痹。

17. 委中穴

定位：在膝后区，腘横纹中点。见图 3 - 27。

主治：①腰痛，下肢痿痹，下肢不遂，腘挛急；②腹痛，吐泻；③小便不利，遗尿；④丹毒，瘾疹，皮肤瘙痒，疔疮。

18. 承山穴

定位：在小腿后区，腓肠肌两肌腹与肌腱交角处，当伸直小腿或足跟上提时，腓肠肌肌腹下出现尖角凹陷处。见图 3 - 27。

主治：①痔疮，便秘；②腰腿拘急疼痛，足跟痛，脚气。

19. 解溪穴

定位：在踝区，踝关节前面中央凹陷处，拇长伸肌腱与趾长伸肌腱之间。见图 3 - 28。

主治：①下肢痿痹，足背肿痛，踝关节病；②头痛，眩晕，癫狂；③腹胀，便秘。

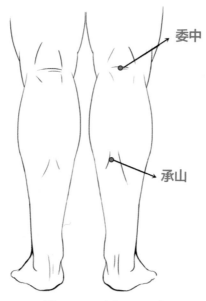

图 3 – 27 委中、承山等

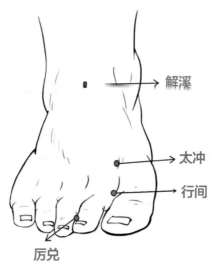

图 3 – 28 解溪、行间等

20. 行间穴

定位：在足背部，当第1、2趾间，趾蹼缘的后方赤白肉际处。见图3－28。

主治：①中风、癫痫、头痛目眩、目赤肿痛、口㖞等肝经风热所致病证；②遗尿、癃闭等泌尿系疾病；③疝气；④胸胁胀痛。

21. 太冲穴

定位：在足背侧，当第1、2跖骨结合部之前凹陷处。见图3－28。

主治：①头痛、眩晕、目赤肿痛、青盲、口㖞等头面五官病证；②中风、癫痫、小儿惊风；③黄疸、胁痛、呃逆、腹胀等肝脾胃病证；④月经不调、痛经、经闭、带下等妇科证；⑤遗尿、癃闭；⑥下肢痿痹、足跗肿痛。

22. 厉兑穴

定位：在足趾，第2趾末节外侧，趾甲根角侧后方0.1寸处。见图3－28。

主治：①面肿，鼻衄，齿痛，咽喉肿痛；②热病，多梦，癫狂。

23. 涌泉穴

定位：在足底，屈足卷趾时足心最凹陷处。见图3－29。

主治：①头顶痛，眩晕，昏厥，癫狂，小儿惊风，失眠；②便秘，小便不利；③咽喉肿痛，舌干，失音；④足心热。

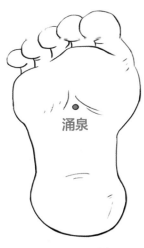

图3－29　涌泉

三、小儿特定穴定位及功效

1. 天门

定位：两眉中间至前发际成一直线。见图 3 – 30。

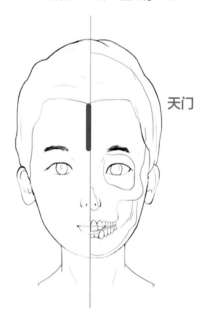

图 3 – 30 天门

功效：疏风解表，开窍醒脑，镇静安神。

2. 天柱骨

定位：项后发迹正中至大椎穴成一直线。见图 3 – 31。

功效：降逆止呕，祛风散寒。

3. 板门

定位：手掌大鱼际平面。见图 3 – 32。

功效：健脾和胃，消食化滞，健脾止泻，和胃降逆。

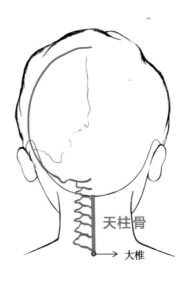

图 3 – 31 天柱骨

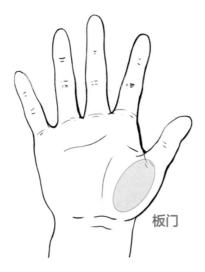

图 3 – 32 板门

4. 三关

定位：前臂桡侧缘，自阳池至曲池成一直线。见图 3 – 33。

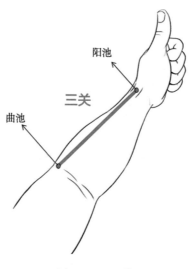

图 3 – 33 三关

功效：温阳散寒，补气行气，发汗解表。

5. 总筋

定位：掌后腕横纹中点。见图 3 – 34。

功效：清心经热，散结止痉，通调周身气机。

6. 天河水

定位：前臂正中，自总筋至洪池成一直线。见图 3 – 35。

功效：清热解表，泻火除烦。

7. 六腑

定位：前臂尺侧，自阴池至肘部成一直线。见图 3 – 36。

功效：清热凉血解毒。

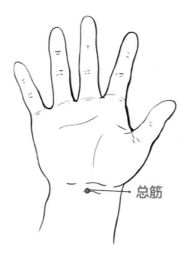

图 3 - 34　总筋

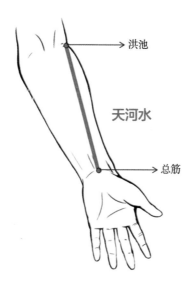

图 3 - 35　天河水

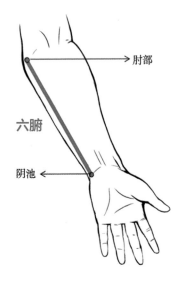

图 3 - 36　六腑

8. 桥弓

定位：颈部两侧，沿胸锁乳突肌一条线。见图 3 - 37。

功效：活血、化瘀、消肿。

9. 七节骨

定位：从第 4 腰椎至尾椎骨端成一直线，自下向上为上七节骨，自上向下为下七节骨。见图 3 - 38。

功效：温阳止泻，泻热通便。

10. 龟尾

定位：在尾椎骨端。见图 3 - 39。

功效：通调督脉，调理大肠。

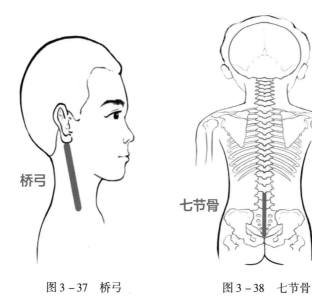

图 3 – 37　桥弓　　　　　　　图 3 – 38　七节骨

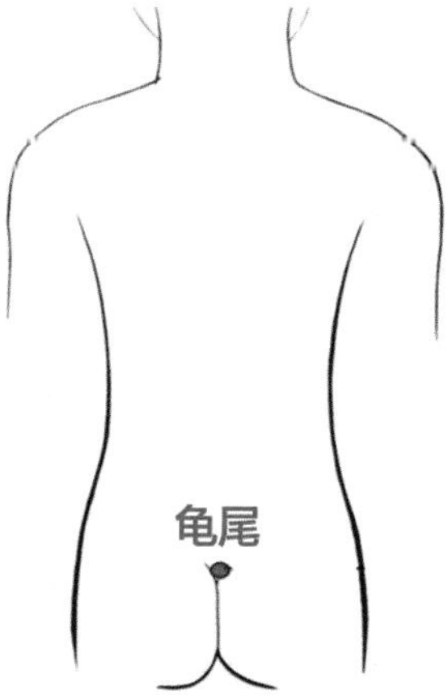

图 3 – 39　龟尾

四、经脉循行

1. 督脉

定位：位于人体后正中线。见图 3 – 40。

主治：调节全身阳经经气，又称"阳脉之海"。

2. 足太阳膀胱经

定位：位于人体后正中线两侧，距后正中线 1.5 寸和 3 寸。见图 3 –41。

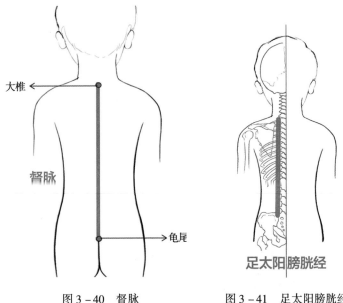

图 3 –40　督脉　　　　　　　图 3 –41　足太阳膀胱经

主治：头、项、目、背、腰、下肢部病证及神志病，背部第一侧线的背俞穴及第二侧线相平的腧穴，主治与其相关的脏腑病证和有关的组织器官病证。

3. 足太阴脾经

定位：起于足大趾末端，循行与小腿内侧，胫骨后面，经膝股部内侧前缘进入腹部。见图 3 – 42。

主治：足太阴脾经主治脾胃病，前阴病和循行部位的其他病证。

4. 足阳明胃经

定位：循行于下肢外侧，髀关穴至膝盖，再沿着小腿外侧前缘，下经足跗，进入足次趾外侧端。见图 3 – 43。

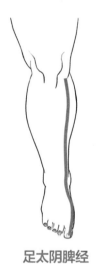 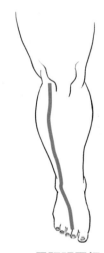

足太阴脾经   足阳明胃经

图 3 – 42 足太阴脾经   图 3 – 43 足阳明胃经

主治：足阳明胃经主治胃肠病，头面五官病，神志病，热病和循行部位的其他病证。

五、肌肉分部

1. 胸锁乳突肌

定位：分部在颈部两侧，从耳后斜向延伸至锁骨和胸骨。见图 3 – 44。

功能：控制头颈部运动。

2. 斜方肌

定位：位于项部和背部皮下，一侧呈三角形，左右两侧相合成斜方形。见图3－45。

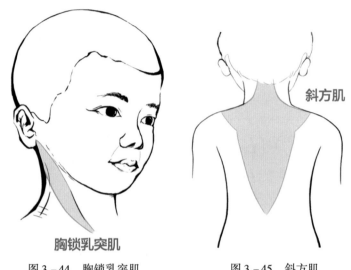

图3－44　胸锁乳突肌　　　　　图3－45　斜方肌

功能：将肩带骨与颅底和椎骨连在一起，起悬吊肩带骨的作用。

第四章　小儿拔罐保健调理

　　小儿脏腑娇嫩，五脏六腑功能未发育完善，其中以肺、脾、肾最具有代表性。其中肺主一身之表，外邪侵袭人体，最先犯于肺，因此，小儿"肺常不足"，小儿肺系疾病的患病率明显高于成年人；脾胃为气血生化之源，小儿脾胃尚弱，加之无法自我调控饮食，若喂养不当则易损伤脾胃运化功能，因此，小儿"脾常不足"，易出现诸多消化不良的症状表现。拔罐可用于对小儿肺脾疾病的保健调理。

一、肺系病证的拔罐调理

　　小儿肺脏娇嫩，肺常不足，易被外邪侵袭，产生各类肺系疾病。临床上小儿肺系疾病是常见病、多发病，如咳嗽、肺炎、哮喘等。加之小儿寒热冷暖不能自调，经常迁延难愈，也容易演变成他病。所以我们应该注意防治肺病。

【临床表现】

1. 容易感冒、咳嗽，或有过敏性鼻炎。
2. 秋冬、冬春气候骤变时多发疾病。
3. 少气乏力，稍微运动则气喘呼呼。
4. 怕风、怕冷，皮肤干燥，免疫力低下。
5. 可伴有呕吐、腹泻等脾胃疾病。

【治疗】

(一) 处方

肺俞，天门，督脉，膀胱经。

(二) 加减

发热者，加大椎、天河水、六腑。恶寒发热风寒者，加太阳、三关。咳嗽有痰者，丰隆、尺泽。

(三) 方法

1. 留罐法

（1）小儿取俯卧位或坐位，充分暴露背部。选择大小合适的玻璃罐（易罐）。操作手用镊子或者止血钳夹住棉球，蘸取适量95%乙醇（将棉球上的多余乙醇甩干，防止多余乙醇滴落在皮肤上，烧伤皮肤），辅助手握紧玻璃罐，将点燃的乙醇棉球立即伸入罐内绕2~3圈退出（图4-1），迅速将罐具吸拔在肺俞、大椎穴处，见图4-2。挤压法：将易罐置于肺俞、大椎穴处，挤压易罐使气体排出，使易罐吸拔在穴位上。留罐3~5分钟，或以局部出现瘀斑、瘀点为度，起罐。见图4-3。

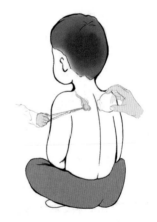

图4-1 闪火法（肺系病证）

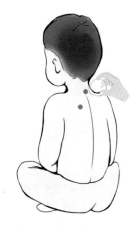 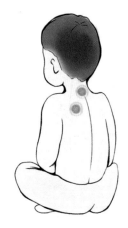

图4-2 拔肺俞、大椎穴　　　图4-3 肺俞、大椎穴罐印

（2）小儿取侧卧位，充分暴露取穴侧头部。选择最小号易罐。用挤压法将罐吸拔在太阳穴处，见图4-4。留罐3~5分钟，或以局部出现瘀斑、瘀点为度，起罐。见图4-5。

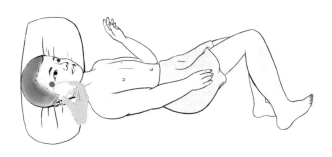

图4-4 拔太阳穴

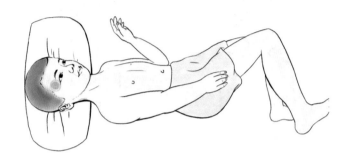

图4－5　太阳穴罐印

（3）小儿取仰卧位或坐位，充分暴露上、下肢部位。选择大小合适的玻璃罐（易罐），用闪火法（挤压法）。将罐吸拔在尺泽、丰隆穴处，见图4－6。留罐3～5分钟，或以局部出现瘀斑、瘀点为度，起罐。见图4－7。

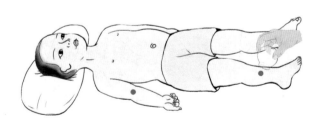

图4－6　拔尺泽、丰隆穴

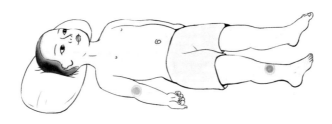

图 4 - 7 尺泽、丰隆穴罐印

2. 走罐法

（1）小儿取仰卧位，充分暴露面部。在天门处涂抹适量凡士林或玉米淀粉。选择最小号易罐，用挤压法。将罐吸拔在两眉中间；辅助手固定住小儿头部，操作手握住罐体，稍微倾斜罐体，罐前进方向略提起，后方着力，在操作部位上循着眉中到发际线的方向走罐（图 4 - 8），罐具走到发际线处起罐；再将罐具吸拔在起点，重复之前的走罐操作。另一侧操作相同，以皮肤潮红为度，见图 4 - 9。

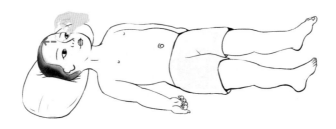

图 4 - 8 天门走罐

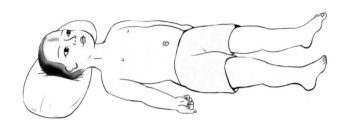

图4-9　天门罐印

（2）小儿取俯卧位，充分暴露背腰部。在后正中线督脉处涂抹适量凡士林或玉米淀粉，选择大小合适的玻璃罐（易罐），用闪火法（挤压法）。将罐吸拔在大椎穴处；在操作部位上循着督脉循行从上到下走罐（图4-10），罐具走到腰部时起罐；再将罐具吸拔在起点，重复之前的走罐操作。另一侧操作相同。以皮肤潮红，或出现瘀点、瘀斑为度。见图4-11。

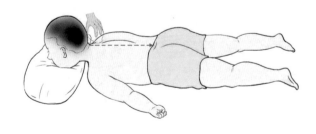

图4-10　督脉走罐（肺系病证）

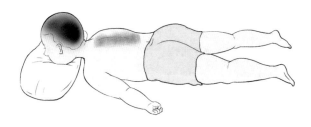

图 4 - 11　督脉罐印（肺系病证）

（3）小儿取俯卧位，充分暴露背腰部。在脊柱两侧足太阳膀胱经处涂抹适量凡士林或玉米淀粉，选择大小合适的玻璃罐（易罐），用闪火法（挤压法）。将罐吸拔在一侧肩部；在操作部位上循着足太阳膀胱经从上到下走罐（图 4 - 12），罐具走到腰部时起罐；再将罐具吸拔在起点，重复之前的走罐操作。另一侧操作相同。以皮肤潮红，或出现瘀点、瘀斑为度。见图 4 - 13。

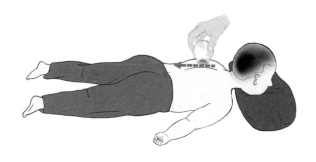

图 4 - 12　足太阳膀胱经走罐（肺系病证）

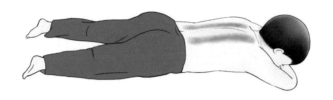

图4-13 足太阳膀胱经罐印（肺系病证）

（4）小儿取仰卧位或坐位，充分暴露上肢前端。在天河水处涂适量玉米淀粉或凡士林，选择最小号的易罐，用挤压法。将罐吸拔在腕横纹天河水起点处；沿直线走罐至肘横纹（图4-14），起罐；再将罐具吸拔在起点，重复之前的走罐操作。另一侧走罐操作方法相同。以皮肤潮红，或出现瘀点、瘀斑为度。见图4-15。

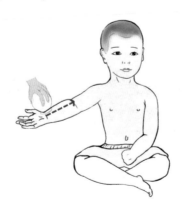

图4-14 天河水走罐（肺系病证）

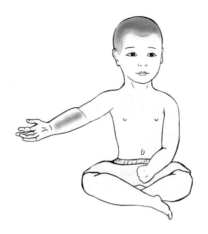

图 4 – 15 天河水罐印（肺系病证）

（5）小儿取仰卧位或坐位，充分暴露上肢部位。在六腑穴涂适量玉米淀粉或凡士林，选择最小号的易罐，用挤压法。将罐吸拔在肘部六腑穴起点处；辅助手握住小儿腕部，固定住小儿上肢，手握住罐体，从肘部沿直线走罐至腕部（图 4 – 16），起罐；再将罐具吸拔在起点，重复之前的走罐操作。另一侧走罐操作方法相同。以皮肤潮红，或出现瘀点、瘀斑为度。见图 4 – 17。

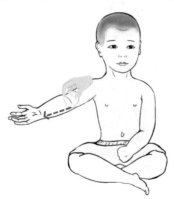

图 4 – 16 六腑走罐

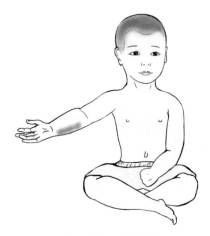

图4-17　六腑罐印

（6）小儿仰卧，充分暴露上肢。在三关处涂抹适量玉米淀粉或凡士林，选择最小号易罐，用挤压法。使易罐吸拔在腕横纹三关起点处；手握住罐体，沿三关走罐至肘横纹处（图4-18），起罐；再将罐具吸拔在起点，重复之前的走罐操作。另一侧操作相同，以皮肤潮红，或出现瘀点、瘀斑为度。见图4-19。

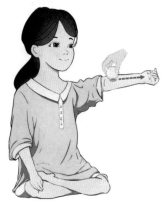

图4-18　三关走罐（肺系病证）

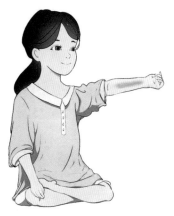

图 4 - 19 三关罐印（肺系病证）

【日常调护】

1. 注意温度变化并及时调整小儿衣物，避免汗出后见风寒，尤其冬天跑闹玩耍而出汗后，不可脱衣。

2. 注意身体锻炼，不宜久居室内，应每日呼吸新鲜空气，增强抵抗力和免疫力。

3. 保持室内空气流通，避免粉尘和汽车尾气、甲醛的污染。

4. 饮食宜清淡，合理膳食，不可过食用肥甘厚味而造成体内湿热。

【食疗】

1. 橘皮大枣茶

主要原料：橘皮 10g，大枣 15g。

用法：橘皮洗净切丝，大枣炒焦备用，橘皮、大枣一同放入茶杯中，沸水冲泡。

功效：宣肺肃降，保肺止咳。

主治：适用于各类肺系疾病日常防治。

出处：尹国友. 支气管哮喘中医调治 180 问 ［M］. 北京：金盾出版社，2012.

2. 陈皮生姜茶

主要原料：陈皮 20g，生姜 5 g。

用法：将陈皮、生姜放入锅内煮 15 分钟，去渣取汁，代茶饮。

功效：理气化痰，温肺散寒。

主治：适用于小儿肺气虚弱，易感寒邪的小儿。

出处：尹国友. 支气管哮喘中医调治 180 问 ［M］. 北京：金盾出版社，2012.

二、脾胃病证的拔罐调理

小儿为"稚阴稚阳"，脾胃功能尚未发育完全，而小儿发育迅速，脾胃运化功能不成熟对小儿生长发育有直接影响。小儿饮食不当、情志不畅、感受外邪等因素均可导致脾胃运化功能失调。主要表现为腹胀、腹痛、呕吐、便稀酸臭等病证。故调养脾胃是调节消化功能的关键。

【临床表现】

1. 消化不良、厌食、腹痛、腹胀，甚则呕吐。

2. 大便不调，便稀酸臭，伴有大量不消化的食物残渣。

【治疗】

（一）处方

脾俞，胃俞，中脘，章门。

（二）加减

脘腹胀满，大便酸臭者，加天枢、足太阳膀胱经。

（三）方法

1. 留罐法

（1）小儿取仰卧位，充分暴露腹部。选择大小合适的玻璃罐（易罐）。操作手用镊子或者止血钳夹住棉球，蘸取适量95%乙醇（将棉球上的多余乙醇甩干，防止多余乙醇滴落在皮肤上，烧伤皮肤），辅助手握紧玻璃罐，将点燃的乙醇棉球立即伸入罐内绕2~3圈退出（图4-20），迅速将罐具吸拔在章门、中脘、天枢穴处，见图4-21。挤压法：将易罐置于章门、中脘穴处，挤压易罐使气体排出，使易罐吸拔在穴位上。留罐3~5分钟，或以局部出现瘀斑、瘀点为度，起罐。见图4-22。

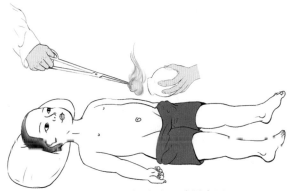

图4-20　闪火法（脾胃病证）

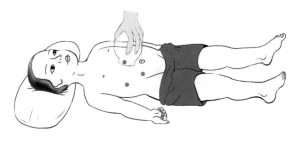

图4-21　拔章门、中脘、天枢穴

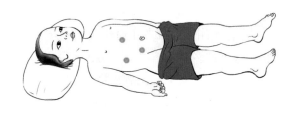

图 4 - 22　章门、中脘、天枢穴罐印

（2）小儿取俯卧位，充分暴露背腰部。选择大小合适的玻璃罐（易罐）。用闪火法（挤压法）迅速将罐具吸拔在脾俞、胃俞穴处（图 4 - 23）。留罐 3~5 分钟，或以局部出现瘀斑、瘀点为度，起罐。见图 4 - 24。

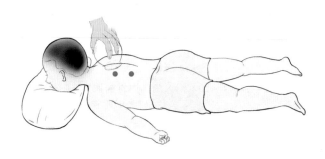

图 4 - 23　拔脾俞、胃俞穴

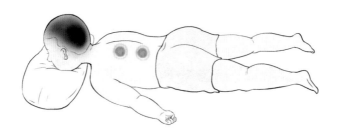

图 4 - 24　脾俞、胃俞穴罐印

2. 走罐法

小儿取俯卧位，充分暴露背腰部。在脊柱两侧足太阳膀胱经处涂抹适量凡士林或玉米淀粉，选择大小合适的玻璃罐（易罐），用闪火法（挤压法）。将罐吸拔在一侧肩部，双手握住罐体，在操作部位上循着足太阳膀胱经从上到下走罐（图4 - 25），罐具走到腰部时起罐，再将罐具吸拔在起点，重复之前的走罐操作；另一侧操作相同。以皮肤潮红，或出现瘀点、瘀斑为度。见图 4 - 26。

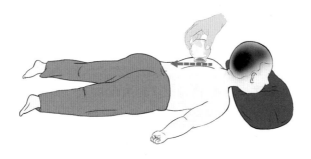

图 4 - 25　足太阳膀胱经走罐（脾胃病证）

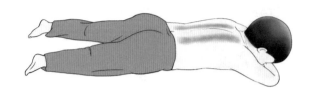

图 4 - 26　足太阳膀胱经罐印（脾胃病证）

【日常调护】

1. 培养小儿良好的饮食习惯，做好饭前便后勤洗手，定时定量，营养均衡不挑食，鼓励孩子自己取食。

2. 不要让孩子把零食当成主食，避免小儿食用辣椒等刺激性味道、煎炸类难消化食物，不要让小儿一边吃饭一边看电视。

3. 不要强迫小儿吃东西或者对饮食控制过于严苛。

4. 保持小儿二便规律。避免小儿腹部受凉，尽量避免肠胃因受到外界刺激而出现功能障碍，同时要减少孩子患上呼吸道感染的可能。

【食疗】

1. 山楂板栗羹

主要原料：山楂 150g，豆浆 1000mL，栗子 100g，白糖 150g，水淀粉适量。

用法：山楂洗净去籽，栗子沸水烫 3 分钟，山楂栗子分别放入碗中，上蒸笼 40 分钟至软糯取出。山楂捣烂呈细泥状，加豆浆搅和均匀，放锅中，用大火煮沸，加白糖，用水淀粉勾芡，搅匀后撒入栗子即可。

功效：健脾消食。

主治：饮食停滞型消化不良的小儿。

出处：胡春福 . 家庭小偏方，常见不适一扫而光［M］. 北京：中国纺织出版社，2016.

2. 山楂大枣莲子粥

主要原料：山楂 50g，大枣 30g，莲子 30g，粳米 50g。

用法：山楂大枣莲子洗净放入锅内，加适量清水，煮至莲子熟烂后，加入粳米，待成粥后，即可食用。

功效：温胃健脾。

主治：脾胃虚弱消化不良的小儿。

出处：胡春福 . 家庭小偏方，常见不适一扫而光［M］. 北京：中国纺织出版社，2016.

第五章 小儿常见病拔罐治疗

一、小儿咳嗽

咳嗽是小儿常见的肺系疾病之一。以咳嗽为主要症状，常伴有发热、气促、鼻塞流涕等外感表证。多继发于感冒之后。可见于小儿的各个年龄阶段，婴幼儿多发。发病无明显季节之分，但以冬春季节多见。若治疗及时得当，一般预后较好。

小儿咳嗽发生的原因，有内因和外因之分。外因由感受外邪，以风邪为主；内因多由于肺脾虚弱生痰所致。因小儿肺脏娇嫩，容易感受外邪，所以外感咳嗽多见。

【临床表现】

1. 咳嗽，鼻塞，流清涕，咳痰色白质清稀。

2. 气促，咽痛，鼻流浊涕，痰黄黏稠，不易咳出，发热汗出。

3. 咳嗽日久，可出现干咳少痰，潮热，盗汗，严重者可伴有口唇发绀，呼吸困难等。

【治疗】

（一）处方

肺俞，中府，侠白，孔最，足太阳膀胱经。

（二）加减

鼻流清涕，恶寒发热者，加风门、合谷。鼻流浊涕，咽喉肿痛者，加大椎、曲池、尺泽。痰多黏腻者，加脾俞、丰隆、足三里。阴虚潮热盗汗者，加肾俞、膏肓。

（三）方法

1. 留罐法

（1）小儿取仰卧位，充分暴露前胸部。选择合适型号的玻璃罐（易罐）。操作手用镊子或者止血钳夹住棉球，蘸取适量95%乙醇（将棉球上的多余乙醇甩干，防止多余乙醇滴落在皮肤上，烧伤皮肤），辅助手握紧玻璃罐，将点燃的乙醇棉球立即伸入罐内绕2~3圈退出（图5-1），迅速将罐具吸拔在中府穴处。挤压法：将易罐置于中府穴处，挤压易罐使气体排出，使易罐吸拔在穴位上（图5-2）。留罐3~5分钟，或以局部出现瘀斑、瘀点为度，起罐。见图5-3。

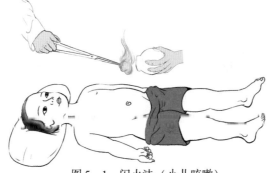

图5-1　闪火法（小儿咳嗽）

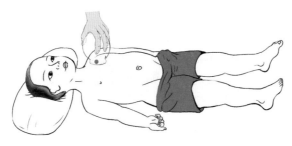

图5-2　拔中府穴

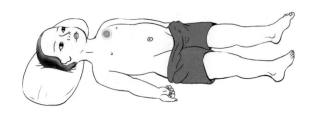

图 5 - 3　中府穴罐印

（2）小儿取俯卧位，充分暴露背部，选择合适型号的玻璃罐（易罐），用闪火法（挤压法）。将罐吸拔在肺俞穴处（图 5 - 4），留罐 3 ~ 5 分钟，或以局部出现瘀斑、瘀点为度，起罐。见图 5 - 5。

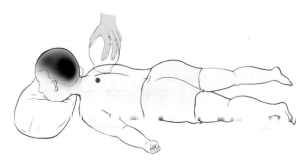

图 5 - 4　拔肺俞穴

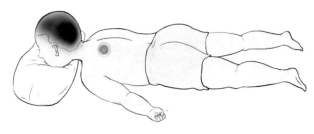

图 5 - 5　肺俞穴罐印

（3）小儿取仰卧位或坐位，充分暴露上肢部位，选择最小号易罐，用挤压法。将罐吸拔在侠白、孔最穴处（图 5 - 6），留罐 3 ~ 5 分钟，或以局部出现瘀斑、瘀点为度，起罐。见图 5 - 7。

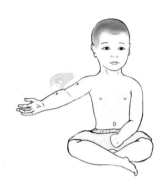

图 5 - 6　拔孔最、侠白穴

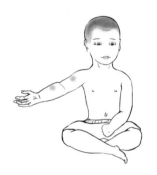

图 5 - 7　孔最、侠白穴罐印

2．走罐法

小儿取俯卧位，充分暴露背腰部。在脊柱两侧足太阳膀胱经处涂抹适量凡士林或玉米淀粉。选择合适型号的玻璃罐（易罐），用闪火法（挤压法）。将罐吸拔在一侧肩部；双手握住罐体，稍微倾斜罐体，罐前进方向略提起，后方着力，在操作部位上循着足太阳膀胱经从上到下走罐（图5-8），罐具走到腰部时起罐；再将罐具吸拔在起点，重复之前的走罐操作。另一侧操作相同。以皮肤潮红，或出现瘀点、瘀斑为度。见图5-9。

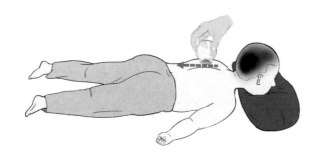

图5-8　足太阳膀胱经走罐（小儿咳嗽）

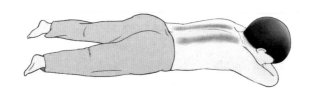

图5-9　足太阳膀胱经走罐罐印（小儿咳嗽）

【日常调护】

1. 坚持锻炼，增强体质；保持室内空气流通，避免尘烟等刺激。

2. 咳嗽期间不宜剧烈运动，远离人群密集的公共场所。

3. 关注天气变化，注意保暖，及时给宝宝增减衣服。

4. 应注意给孩子多喝水、多吃水果，少吃辛辣甜腻及鱼、肉等不易消化的食物。

【食疗】

1. 梨 + 冰糖 + 川贝

主要原料：去核梨 1 个，冰糖 2 ~ 3 粒，5 ~ 6 粒川贝（川贝敲碎成末）。

用法：煮水，每日早、晚各 1 次。

功效：润肺，止咳，化痰。

主治：风热咳嗽。

出处：汪受传，虞坚尔. 中医儿科学 ［M］. 9 版. 北京：中国中医药出版社，2012.

2. 葱白粥

主要原料：糯米 60g，生姜 5 片，连须葱白 5 段，米醋 5mL。

用法：糯米　牛姜（捣烂），入连须葱白、米醋，煮粥，每日早、晚各 1 次。

功效：祛风散寒止咳。

主治：风寒咳嗽。

出处：汪受传，虞坚尔. 中医儿科学 ［M］. 9 版. 北京：中国中医药出版社，2012.

二、小儿发热

发热是儿科疾病中最常见的症状之一，是指体温异常升高超过正常范围（小儿正常体温 36 ~ 37.3℃）。小儿发热分为低度发热（37.3 ~ 38℃）、中度发热（38.1 ~ 39℃）、高度发热

（39.1~40℃）、超高热（41℃以上）。任何年龄段的小儿均可发病。发病无明显季节性，一年四季皆可发病。发病时可伴有惊风、抽搐，严重者则危及生命。

小儿发热可由多种原因引发。由于小儿抗邪能力较差，易外感风寒邪气；或喂养不当，导致食物郁积发热；或小儿体质虚弱，肺肾不足，阴虚发热。现代医学将发热分为感染性发热和非感染性发热。

【临床表现】

1. 体温异常升高超过正常范围0.5℃（小儿正常体温36~37.3℃，为直肠温度，肛门处测得），一般口腔温度较其低0.3~0.5℃，腋下温度较其温度低0.6~1℃。

2. 伴有肢体酸楚、疼痛，有汗或无汗，体倦乏力，食欲不振等。

3. 小儿生长发育过程中出现阶段性低热，不伴有其他症状，无异常指标者，为小儿生长热，一般3~4天后热度自行消退。发热期间注意营养。

4. 婴幼儿盛夏时节出现持续发热，体温在38~40℃之间，不伴有其他症状者，多属夏季热，天凉体温会自然下降。

【治疗】

（一）处方

曲池，大椎，尺泽，六腑，天河水，天柱骨，足太阳膀胱经。

（二）加减

气短懒言，语声低微，动则汗出者，加气海、关元、足三里。五心烦热，盗汗者，加肺俞、肾俞。头痛者，加太阳、印堂。

（三）方法

1. 留罐法

（1）小儿取俯卧位或坐位，充分暴露颈部。选择合适型号的玻璃罐（易罐）。操作手用镊子或者止血钳夹住棉球，蘸取适量 95% 乙醇（将棉球上的多余乙醇甩干，防止多余乙醇滴落在皮肤上，烧伤皮肤），辅助手握紧玻璃罐，将点燃的乙醇棉球立即伸入罐内绕 2～3 圈退出（图 5－10），迅速将罐具吸拔在大椎穴处。挤压法：将易罐置于中府穴处，挤压易罐使气体排出，使易罐吸拔在穴位上，见图 5－11。留罐 3～5 分钟，或以局部出现瘀斑、瘀点为度，起罐。见图 5－12。

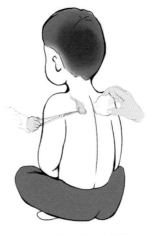

图 5－10　闪火法(小儿发热)

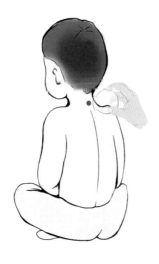

图 5－11　拔大椎穴

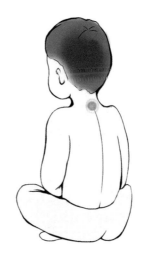

图 5－12　大椎穴罐印

（2）小儿取仰卧位，充分暴露上肢部位。选择合适型号的玻璃罐（易罐），用闪火法（挤压法）。将罐吸拔在曲池、尺泽穴处（图5-13），留罐3~5分钟，或以局部出现瘀斑、瘀点为度，起罐。见图5-14。

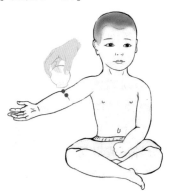

图5-13　拔曲池、尺泽穴

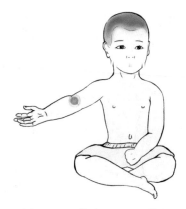

图5-14　曲池、尺泽穴罐印

2. 走罐法

（1）小儿取仰卧位或坐位，充分暴露上肢部位。在六腑穴涂适量玉米淀粉或凡士林，选择最小号易罐，用挤压法。将罐吸拔在肘部六腑穴起点处；辅助手握住小儿腕部，固定住小儿上肢，操作手握住罐体，稍微倾斜罐体，罐前进方向略提起，后方着力，从肘部沿直线走罐至腕部（图 5 - 15），起罐；再将罐具吸拔在起点，重复之前的走罐操作。另一侧走罐操作方法相同。以皮肤潮红，或出现瘀点、瘀斑为度。见图 5 - 16。

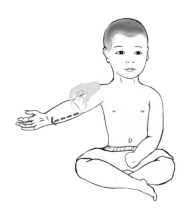

图 5 - 15 六腑走罐（小儿发热）

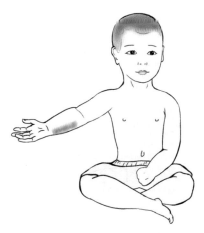

图 5 - 16 六腑走罐罐印（小儿发热）

（2）小儿取仰卧位或坐位，充分暴露上肢前端。在天河水处涂适量玉米淀粉或凡士林，选择最小号易罐，用挤压法。将罐吸拔在腕横纹天河水起点处，沿直线走罐至肘横纹（图5-17），起罐；再将罐具吸拔在起点，重复之前的走罐操作。另一侧走罐操作方法相同。以皮肤潮红，或出现瘀点、瘀斑为度。见图5-18。

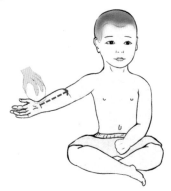

图5-17 天河水走罐（小儿发热）

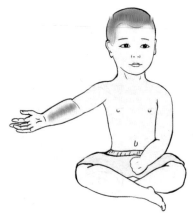

图5-18 天河水罐印（小儿发热）

（3）小儿取俯卧位或坐位，低头，充分暴露颈部。在颈部涂抹适量凡士林或玉米淀粉，选择最小号易罐，用挤压法。将罐吸拔在后发迹处（天柱骨起点），沿后发迹处走罐至大椎（图5-19），起罐；再将罐具吸拔在起点，重复之前的走罐操作。以皮肤潮红，或出现瘀点、瘀斑为度。见图5-20。

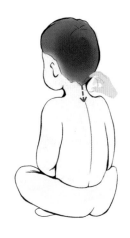
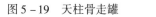
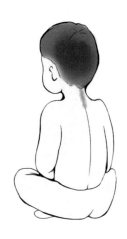

图5-19 天柱骨走罐　　　图5-20 天柱骨罐印

（4）小儿取俯卧位，充分暴露背腰部。在脊柱两侧足太阳膀胱经处涂抹适量凡士林或玉米淀粉，选择合适型号的玻璃罐（易罐），用闪火法（挤压法）。将罐吸拔在一侧肩部；在操作部位上循着足太阳膀胱经从上到下走罐，罐具走到腰部（图5-21），起罐；再将罐具吸拔在起点，重复之前的走罐操作。另一侧操作相同。以皮肤潮红，或出现瘀点、瘀斑为度，见图5-22。

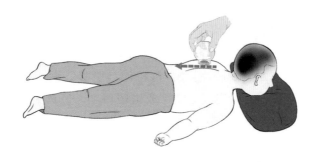

图 5-21　足太阳膀胱经走罐（小儿发热）

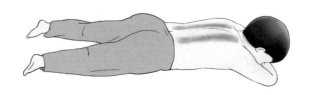

图 5-22　足太阳膀胱经走罐罐印（小儿发热）

【日常调护】

1. 注意室内通风，开窗换气，保持空气清新，室温维持在 25℃ 左右。

2. 注意宝宝卧床休息，给予清淡、易消化、有营养食物，如米粥、青菜汤等，多吃水果，多喝水。

3. 做好口腔和皮肤的护理，最好每次进食后用淡盐水漱口；高热退热过程中会大量出汗，及时擦干汗液，保持皮肤清洁干燥。

4. 经上述处理体温不退或病情加重者，应及时送医院就诊，以免延误病情。

【食疗】

1. 姜糖饮

主要原料：生姜切片 15g，葱白适量，红糖 20g。

用法：将葱白切成 3cm 长段（共 3 段），入姜片，加水 50mL，煮沸后加入红糖即可。

功效：除风湿寒热，发汗解表，和中散寒，止呕。

主治：外感风寒发热、呕吐、头痛、身痛无汗者。

出处：郑颉云. 儿科证治简要 [M]. 郑州：河南人民出版社，1973.

2. 西瓜汁

主要原料：西瓜适量。

用法：取瓤去籽，纱布取汁，代水大量饮用。

功效：清热生津。

主治：气分热盛者。

出处：刘弼臣、李素卿，陈丹. 中医儿科治疗大成 [M]. 石家庄：河北科学技术出版社，1998.

三、小儿哮喘

哮喘是常见小儿肺系疾病，是一种严重危害小儿身体健康的慢性疾病。发作时表现为喘息气促、胸闷咳嗽、喉间有哮鸣音等症状。发病无明显年龄限制，初发年龄以 1～6 岁多见。发作有明显季节性，以冬季为主，或因换季气候骤变时诱发。

哮喘病因错综复杂。常见病因有感受外邪、体质因素、遗传因素等。小儿抵抗力较差，易感受外邪；或由于小儿先天不足，脏腑功能失调；或因小儿肺脾气虚，导致痰湿停聚。西医学认为，本病的发生多由机体过敏导致。

【临床表现】

1. 多数患儿伴有家族哮喘病史。发作常与气候或接触过敏物质有关。

2. 发作前常伴有咳嗽、喷嚏等，发作时咳嗽喘促、哮鸣音，严重者可伴有张口抬肩、呼吸困难、口唇青紫等。

3. 多伴有恶寒发热，鼻流清涕，咳痰或恶风发热，鼻流浊涕，久病可出现咳喘无力、气短难续、神疲乏力、面色萎黄等。

【治疗】

（一）处方

肺俞，中府，定喘，孔最，丰隆，足太阳膀胱经。

（二）加减

伴有恶寒发热、鼻流清涕者，加风门。伴有恶风发热、鼻流黄涕者，加大椎、曲池、六腑、天河水。咳喘无力，气短难续，神疲乏力者，加脾俞、足三里。气短乏力难续，面色苍白，形寒肢冷者，加肾俞、命门。潮热盗汗，五心烦热者，加肾俞、三阴交。

（三）方法

1. 留罐法

（1）小儿取俯卧位，充分暴露背腰部。选择合适型号的玻璃罐（易罐）。操作手用镊子或者止血钳夹住棉球，蘸取适量95%乙醇（将棉球上的多余乙醇甩干，防止多余乙醇滴落在皮肤上，烧伤皮肤），辅助手握紧玻璃罐，将点燃的乙醇棉球立即伸入罐内绕2~3圈退出（图5-23），迅速将罐具吸拔在肺俞、定喘穴处。挤压法：将易罐置于肺俞、定喘穴处，挤压易罐使气体排出，使易罐吸拔在穴位上。见图5-24。留罐3~5分钟，或以局部出现瘀斑、瘀点为度，起罐。见图5-25。

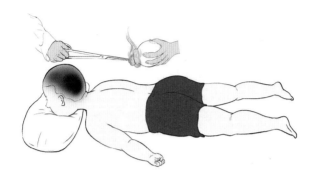

图 5 – 23　闪火法（小儿哮喘）

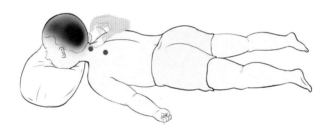

图 5 – 24　拔定喘、肺俞穴

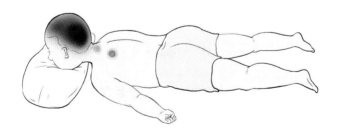

图 5 – 25　定喘、肺俞穴罐印

（2）小儿取仰卧位，充分暴露上肢前端及肩部。选择合适型号的玻璃罐（易罐），用闪火法（挤压法）。将罐吸拔在中府、孔最穴处。见图 5－26。留罐 3～5 分钟，或以局部出现瘀斑、瘀点为度。见图 5－27。

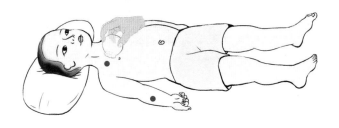

图 5－26　拔中府、孔最穴

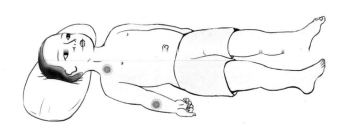

图 5－27　中府、孔最穴罐印

（3）小儿取仰卧位或坐位，充分暴露下肢前端。选择合适型号的玻璃罐（易罐）。用闪火法（挤压法）将罐吸拔在丰隆穴处。见图 5－28。留罐 3～5 分钟，或以局部出现瘀斑、瘀点为度。见图 5－29。

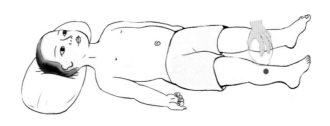

图 5 - 28　拔丰隆穴

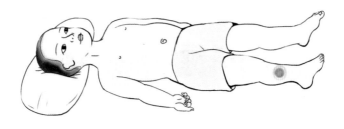

图 5 - 29　丰隆穴罐印

2. 走罐法

（1）小儿取俯卧位，充分暴露背腰部。在脊柱两侧足太阳膀胱经处涂抹适量凡士林或玉米淀粉，选择合适型号的玻璃罐（易罐），用闪火法（挤压法）。将罐吸拔在一侧肩部；双手握住罐体，稍微倾斜罐体，罐前进方向略提起，后方着力，在操作部位上循着足太阳膀胱经从上到下走罐，见图 5 - 30，罐具走到腰部时起罐；再将罐具吸拔在起点，重复之前的走罐操作。另一侧操作相同。以皮肤潮红，或出现瘀点、瘀斑为度。见图5－31。

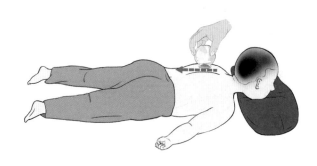

图5－30　足太阳膀胱经走罐（小儿哮喘）

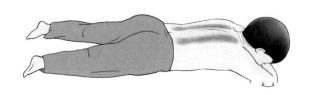

图5－31　足太阳膀胱经走罐罐印（小儿哮喘）

（2）小儿取仰卧位或坐位，充分暴露上肢部位。在六腑穴涂适量玉米淀粉或凡士林，选择最小号易罐，用挤压法。将罐吸拔在肘部六腑穴起点处，从肘部沿直线走罐至腕部（图5－32），起罐；再将罐具吸拔在起点，重复之前的走罐操作。另一侧走罐操作方法相同。以皮肤潮红，或出现瘀点、瘀斑为度。见图5－33。

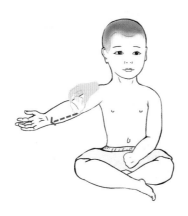

图5-32 六腑走罐（小儿哮喘）

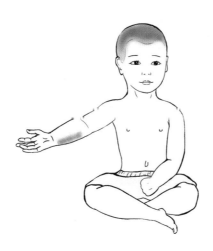

图5-33 六腑走罐罐印（小儿哮喘）

（3）小儿取仰卧位或坐位，充分暴露上肢前端。在天河水处涂适量玉米淀粉或凡士林，选择最小号易罐，用挤压法。将罐吸拔在腕横纹天河水起点处，沿直线走罐至肘横纹

（图5－34），起罐；再将罐具吸拔在起点，重复之前的走罐操作。另一侧走罐操作方法相同。以皮肤潮红，或出现瘀点、瘀斑为度。见图5－35。

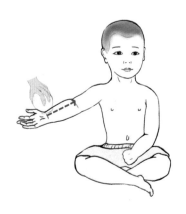

图5－34 天河水走罐（小儿哮喘）

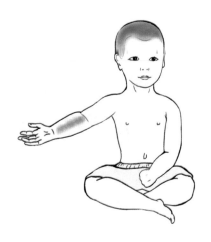

图5－35 天河水走罐罐印（小儿哮喘）

【日常调护】

1. 注重保暖，预防感冒。

2. 春季远离花粉、杨柳絮等过敏原；室内多通风换气，保持室内空气清新；避免接触猫、狗等宠物。

3. 适当户外活动，加强体育锻炼，增强体质。

4. 饮食清淡，忌食油腻、辛辣及海鲜等发物。

【食疗】

1. 猪肺萝杏汤

主要原料：猪肺 100g，白萝卜 50g，杏仁 9g。

用法：猪肺洗净切小块，白萝卜切小段，杏仁去皮尖，加水炖至烂熟后食用。

功效：宣肺散寒平喘。

主治：寒性哮喘。

出处：汪受传，虞坚尔.中医儿科学［M］.9 版.北京：中国中医药出版社，2012.

2. 防哮粥

主要原料：黄豆 50g，玉竹 10g，山药 15g，黄芪 20g，白梨 1 个。

用法：将白梨切块去核，同黄豆、玉竹、山药、黄芪一起加水适量，煮熟，取汁 150mL，每次 15mL，每日 3 次。

功效：补脾益肺。

主治：肺脾不足者。

出处：王新良，窦志艳.2～3 岁宝宝养育天天读［M］.石家庄：河北科学技术出版社，2005.

四、小儿肺炎喘嗽

肺炎喘嗽是以气喘、咳嗽、咳痰痰鸣、发热为主症的肺系疾病，发病率占儿科疾病首位。好发于婴幼儿，3 岁以下小儿高发。一年四季都可发生，多见于冬春两季。本病相当于西医学中的小儿肺炎。

小儿肺炎喘嗽发病有内、外因之分。外因主要因为感受风邪，风邪夹热或夹寒侵袭机体；或由其他疾病如麻疹、水痘等诱发；内因主要有小儿先天不足，或后天喂养不当，导致正气虚弱，易感受外邪。

【临床表现】

1. 起病前常伴有咳嗽、发热等外感症状。

2. 起病迅速，常见气喘、流涕、咳嗽、哮鸣、咳痰等症状。

3. 严重者可出现高热不退、喘促、张口抬肩、呼吸困难，或面色苍白、口唇发绀等。

4. 新生儿患病多无典型症状，仅表现为不思乳食、精神萎靡等。

【治疗】

（一）处方

大椎，定喘，肺俞，脾俞，膈俞，风门，足太阳膀胱经。

（二）加减

咳嗽气喘、鼻扇、痰液色黄难咳者，加尺泽、曲池、六腑。痰多色黄黏稠者，加丰隆、足三里。干咳无痰，痰中带血，潮热盗汗者，加三阴交、肾俞。咳声无力，多伴有神疲乏力者，加气海、关元、足三里。

（三）方法

1. 留罐法

（1）小儿取俯卧位或坐位，充分暴露后颈部。选择合适型号的玻璃罐（易罐）。操作手用镊子或者止血钳夹住棉球，蘸取适量95％乙醇（将棉球上的多余乙醇甩干，防止多余乙

醇滴落在皮肤上，烧伤皮肤），辅助手握紧玻璃罐，将点燃
的乙醇棉球立即伸入罐内绕 2 ～ 3 圈 退 出（图 5 – 36），迅速将罐具吸拔在大椎、定喘穴处。挤压法：将易罐置于大椎、定喘穴处，挤压易罐使气体排出，使易罐吸拔在穴位上。见图 5 – 37。留罐 3 ～ 5 分钟，或以局部出现瘀斑、瘀点为度，起罐。见图 5 – 38。

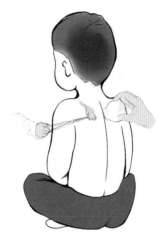

图 5 – 36　闪火法（小儿肺炎喘嗽）

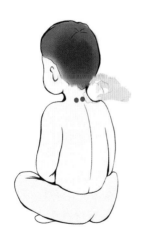

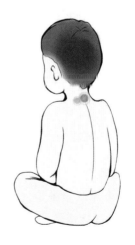

图 5 – 37　拔大椎、定喘穴　　图 5 – 38　大椎、定喘穴罐印

（2）小儿取俯卧位，充分暴露背部。选择合适型号的玻璃罐（易罐），用闪火法（挤压法）。将罐吸拔在肺俞、脾俞、

膈俞、风门穴处，见图 5 – 39。留罐 3 ~ 5 分钟，或以局部出现瘀斑、瘀点为度，起罐。见图 5 –40。

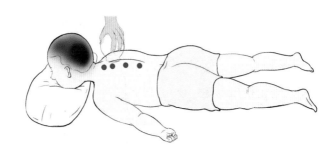

图 5 – 39　拔肺俞、脾俞、膈俞、风门穴

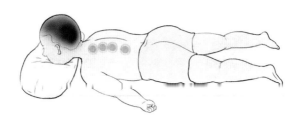

图 5 – 40　肺俞、脾俞、膈俞、风门穴罐印

2. 走罐法

（1）小儿取俯卧位，充分暴露背腰部。在脊柱两侧足太阳膀胱经处涂抹适量凡士林或玉米淀粉，选择合适型号的玻璃罐（易罐），用闪火法（挤压法）。将罐吸拔在一侧肩部；双手握住罐体，稍微倾斜罐体，罐前进方向略提起，后方着力，在操作部位上循着足太阳膀胱经从上到下走罐（图 5 – 41），罐具走到腰部时起罐；再将罐具吸拔在起点，重复之前的走罐

操作。另一侧操作相同。以皮肤潮红，或出现瘀点、瘀斑为度。见图5－42。

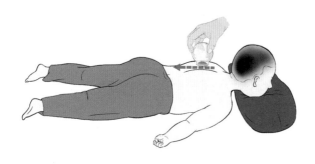

图5－41　足太阳膀胱经走罐（小儿肺炎喘嗽）

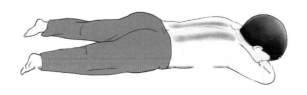

图5－42　足太阳膀胱经走罐罐印（小儿肺炎喘嗽）

（2）小儿取仰卧位或坐位，充分暴露前上肢。在天河水处涂适量玉米淀粉或凡士林，选择最小号易罐，用挤压法。将罐吸拔在腕横纹天河水起点处，沿直线走罐至肘横纹处（图5－43），起罐；再将罐具吸拔在起点，重复之前的走罐操作。另一侧走罐操作方法相同。以皮肤潮红，或出现瘀点、瘀斑为度。见图5－44。

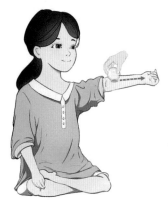

图5-43　天河水走罐（小儿肺炎喘嗽）

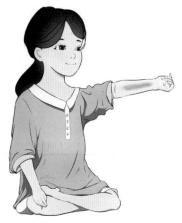

图5-44　天河水走罐罐印（小儿肺炎喘嗽）

【日常调护】

1. 保持室内空气清新，冬春季节尽量少带易感小儿去公共场所。

2. 气候寒暖不调时，随时增减衣服，防止感冒；加强体育锻炼，增强体质。

3. 饮食宜清淡富有营养，多喝水。

4. 对于重症肺炎小儿要加强监护，注意病情变化。

【食疗】

1. 宁咳宁喘饮

主要原料：生怀山药 50g，甘蔗自然汁 30g，酸石榴自然汁 18g，生鸡蛋黄 4 个。

用法：煎煮山药，取清汤一大碗；再将甘蔗汁、酸石榴汁、生鸡蛋黄调入，分 3 次服。不可过热，过热则鸡蛋黄熟，减效。

功效：润肺止咳，收涩益阴。

主治：津液重伤而致肺燥干咳不止，缠绵不愈，渐至咳喘并发，口干舌燥等。

出处：张锡纯. 医学衷中参西录［M］. 太原：山西科学技术出版社，2016.

2. 杏仁茶

主要原料：杏仁（去皮尖打碎）10g，鸭梨 1 个，冰糖适量。

用法：将鸭梨切块去核，与杏仁同煮，梨熟加入冰糖，代茶饮。

功效：益气养阴，润肺化痰。

主治：痰热型肺炎喘嗽。

出处：刘弼臣，李素卿，陈丹. 中医儿科治疗大成［M］. 石家庄：河北科学技术出版社，1998.

五、小儿单纯性消化不良

小儿单纯性消化不良是因小儿胃肠道器官尚未发育完全，消化功能不全而发生的胃肠紊乱综合征。常有厌食、呕吐、腹胀、腹痛、腹泻、嗳气、大便带有不消化乳食及黏液等表现，多见于 2 岁以下的婴幼儿。本病一年四季均可见，以夏秋季节较多。

单纯性消化不良的常见原因包括饮食没有规律或饮食没有

节制导致脾胃损伤；或因感冒风寒，导致风寒邪气中于脾胃，影响了脾胃的运化功能；或因湿热下注影响下焦传化功能；或先天不足脾肾虚弱导致消化功能失常。

【临床表现】

1. 发病多伴有先天脾胃虚弱，或伤食等病史。

2. 常表现为不思乳食，形体消瘦，面色萎黄，精神萎靡，口角流涎，昏睡露睛，体倦乏力，多汗，大便溏泄，脱肛等。

3. 严重者可影响智力及生长发育。

【治疗】

(一) 处方

中脘，天枢。

(二) 加减

便后痛减并伴有食物残渣者，加足三里、内关。恶寒发热，鼻流清涕者，加大椎、上巨虚、三阴交、膀胱经走罐。便色或绿或黄，肛门有灼热感者，加足三里、曲池、阴陵泉。时泻时止或久泻不愈者，加足三里、脾俞、关元俞。久泻不止，甚至脱肛者，加肾俞、脾俞、命门、上巨虚。

(三) 方法

1. 留罐法

(1) 小儿取仰卧位，充分暴露腹部。选择合适型号的玻璃罐（易罐）。操作手用镊子或者止血钳夹住棉球，蘸取适量95%乙醇（将棉球上的多余乙醇甩干，防止多余乙醇滴落在皮肤上，烧伤皮肤），辅助手握紧玻璃罐，将点燃的乙醇棉球立即伸入罐内绕 2~3 圈退出（图 5－45），迅速将罐具吸拔在中脘、天枢穴处，见图 5－46。挤压法：将易罐置于中脘、天枢穴处，挤压易罐使气体排出，使易罐吸拔在穴位上。留罐 3~5 分钟，或以局部出现瘀斑、瘀点为度，起罐。见图 5－47。

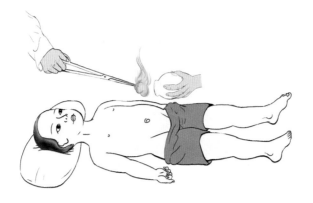

图 5 – 45 闪火法（小儿单纯性消化不良）

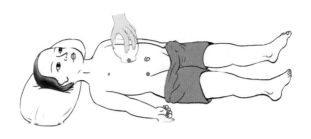

图 5 – 46 拔中脘、天枢穴

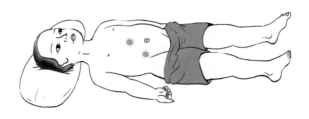

图 5 – 47 中脘、天枢穴罐印

（2）小儿取仰卧位或坐位，充分暴露下肢。选择合适型号的玻璃罐（易罐），用闪火法（挤压法）。将罐吸拔在足三里、阴陵泉、三阴交穴处，见图 5 – 48。留罐 3 ~ 5 分钟，或以局部出现瘀斑、瘀点为度，起罐。见图 5 – 49。

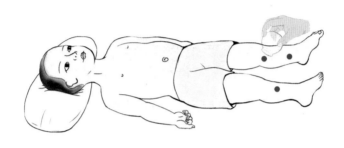

图 5 – 48　拔足三里、阴陵泉、三阴交穴

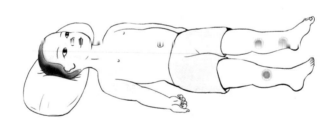

图 5 – 49　足三里、阴陵泉、三阴交穴罐印

（3）小儿取俯卧位，充分暴露背腰部。选择合适型号的玻璃罐（易罐），用闪火法（挤压法）。将罐吸拔在脾俞、肾俞穴、关元俞穴处，见图 5 – 50。留罐 3 ~ 5 分钟，或以局部出现瘀斑、瘀点为度。见图 5 – 51。

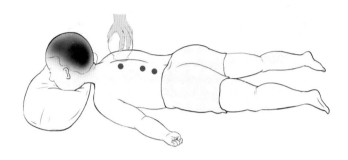

图 5 – 50 拔脾俞、肾俞、关元俞穴

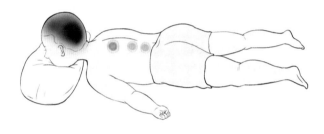

图 5 – 51 脾俞、肾俞、关元俞穴罐印

2. 走罐法

小儿取俯卧位，充分暴露背腰部。在脊柱两侧足太阳膀胱经处涂抹适量凡士林或玉米淀粉，选择合适型号的玻璃罐（易罐），用闪火法（挤压法）。将罐吸拔在一侧肩部；双手握住罐体，稍微倾斜罐体，罐前进方向略提起，后方着力，在操作部位上循着足太阳膀胱经从上到下走罐（图 5 – 52），罐具走到腰部时起罐；再将罐具吸拔在起点，重复之前的走罐操作。另一侧操作相同。以皮肤潮红，或出现瘀点、瘀斑为度。见图 5 – 53。

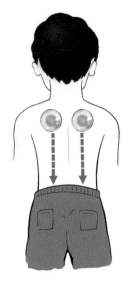 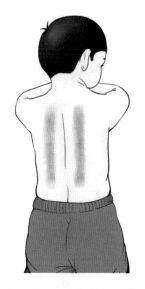

图 5–52　足太阳膀胱经走罐　　　图 5–53　足太阳膀胱经罐印
　（小儿单纯性消化不良）　　　　（小儿单纯性消化不良）

【日常调护】

1. 小儿单纯性消化不良是儿科常见疾病，多由投喂不当、饮食不洁、饮食不节、不注意卫生及气候变化导致，因此养成良好的生活习惯，未病先防是关键。

2. 喂养要定时、定量，克服偏食，避免营养失衡。提倡母乳喂养，不要在夏季断乳；不论母乳或人工喂养，都应按时加辅食，切忌几种辅食一起添加；夏季过热时，避免过食或吃有脂肪的混合食物。注意气候变化，避免受冷受热。

3. 治疗期间应调整婴幼儿食物，并做好腹部保暖；减少胃肠负担，停止投喂不易消化和含脂量高的食物，严重时可暂时禁食，但不应超过 6～8 个小时。

【食疗】

1. 苹果泥

主要原料：苹果 1～2 个。

用法：将苹果去皮、去心后，捣烂如泥或切小块，加水煮烂，分数次喂给小儿。

功效：补中益气，生津开胃。

主治：小儿腹泻日久，脾胃津伤，中气不足。

出处：唐玲光. 小儿腹泻试试食疗 [J]. 中华养生保健，2013（2）：71.

2. 曲米粥

主要原料：神曲 15g，粳米 60g。

用法：将神曲捣碎入锅煎煮，取药汁适量入粳米煮粥，温服。

功效：消食和中。

主治：多种婴幼儿消化不良。

出处：管燕琪. 婴幼儿消化不良 [J]. 河北医药，1978（3）：51－53.

六、小儿泄泻

小儿泄泻是以大便次数增多，大便稀薄，甚至泻下如水样粪便为主要临床表现的一种病证。发病无明显的年龄限制，2 岁左右小儿多见。一年四季均可发生，但以夏秋季节最为多见。

小儿泄泻的原因主要有感受外邪，以湿邪为主，肠胃功能失调，导致泄泻；或小儿运化功能较弱，饮食不当损伤脾胃，导致泄泻；或小儿素体脾虚，或久病不愈，脾胃虚弱，不能消化食物，导致泄泻。

【临床表现】

1. 发作常有饮食不洁，乳食不节，或外感病史。

2. 大便次数增多，每日多达数次，便质呈清水样或蛋花样，或夹有乳凝块、食物残渣等。

3. 多伴有恶心，呕吐，腹痛，小便量少，不思乳食，口渴，口臭等。

4. 泄泻日久多伴有面色萎黄，气短懒言，形体消瘦，皮肤弹性下降，囟门凹陷等。

【治疗】

（一）处方

神阙，大肠俞，上巨虚，三阴交，龟尾，上七节骨。

（二）加减

大便便质稀薄，或夹有泡沫，臭味不明显者，加脾俞、阴陵泉。大便便质如水样或蛋花样，臭气熏人者，加下巨虚、合谷。气味酸臭，便中夹有未消化的食物残渣或乳凝块者，加中脘。面色萎黄、形体消瘦、气短懒言者，加胃俞、脾俞、足三里。

（三）方法

1. 留罐法

（1）小儿取仰卧位，充分暴露腹部。选择合适型号的玻璃罐（易罐）。操作手用镊子或者止血钳夹住棉球，蘸取适量95％乙醇（将棉球上的多余乙醇甩干，防止多余乙醇滴落在皮肤上，烧伤皮肤），辅助手握紧玻璃罐，将点燃的乙醇棉球立即伸入罐内绕2~3圈退出（图5-54），迅速将罐具吸拔在神阙、中脘穴处（图5-55）。挤压法：将易罐置于神阙、中脘穴处，挤压易罐使气体排出，使易罐吸拔在穴位上。留罐3~5分钟，或以局部出现瘀斑、瘀点为度，起罐。见图5-56。

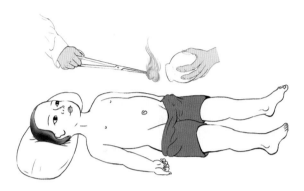

图 5 – 54　闪火法（小儿泄泻）

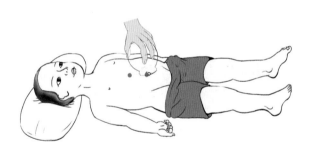

图 5 – 55　拔神阙、中脘穴

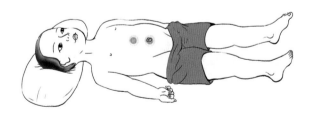

图 5 – 56　神阙、中脘穴罐印

（2）小儿取仰卧位，充分暴露下肢。选择合适型号的玻璃罐（易罐），用闪火法（挤压法）。将罐吸拔在上巨虚、三阴交、足三里穴处（图5-57），留罐3~5分钟，或以局部出现瘀斑、瘀点为度，起罐。见图5-58。

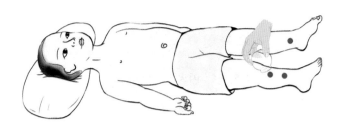

图5-57　拔足三里、上巨虚、三阴交穴

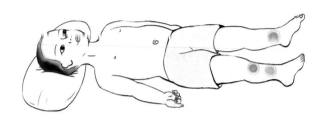

图5-58　足三里、上巨虚、三阴交穴罐印

（3）小儿取俯卧位，充分暴露背腰部。选择合适型号的玻璃罐（易罐），用闪火法（挤压法）。将吸拔罐吸拔在胃俞、脾俞、大肠俞、龟尾穴处（图5-59），留罐3~5分钟，或以局部出现瘀斑、瘀点为度，起罐。见图5-60。

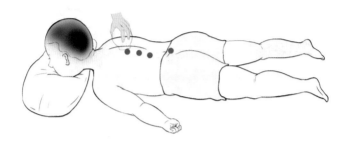

图 5 - 59　拔脾俞、胃俞、大肠俞、龟尾穴

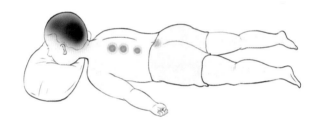

图 5 - 60　拔脾俞、胃俞、大肠俞、龟尾穴罐印

2. 走罐法

（1）小儿取俯卧位，充分暴露背腰部。在脊柱两侧足太阳膀胱经处涂抹适量凡士林或玉米淀粉，选择合适型号的玻璃罐（易罐），用闪火法（挤压法）。将罐吸拔在一侧肩部；双手握住罐体，稍微倾斜罐体，罐前进方向略提起，后方着力，在操作部位上循着足太阳膀胱经从上到下走罐（图 5 - 61），罐具走到腰部时起罐；再将罐具吸拔在起点，重复之前的走罐操作，另一侧操作相同。以皮肤潮红或出现瘀点、瘀斑为度。见图 5 - 62。

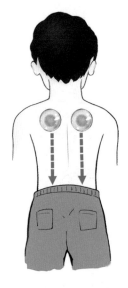

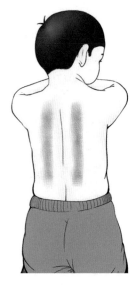

图 5 – 61　足太阳膀胱经走罐
　　　　（小儿泄泻）

图 5 – 62　　足太阳膀胱经罐印
　　　　　（小儿泄泻）

　　（2）小儿取俯卧位，充分暴露腰部及尾骨处。在上七节骨处涂抹适量凡士林或玉米淀粉，选择合适型号的玻璃罐（易罐），用闪火法（挤压法）。将罐吸拔在尾骨处，沿直线从下向上走罐至腰部时起罐（图 5 – 63），再将罐吸拔在起点，重复之前的操作。以皮肤潮红，或出现瘀点、瘀斑为度。见图 5 – 64。

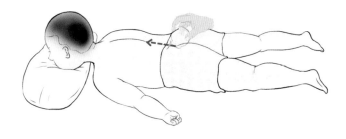

图 5-63　上七节骨走罐

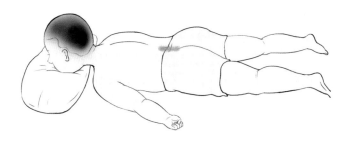

图 5-64　上七节骨罐印

【日常调护】

1. 注意饮食卫生，食品应新鲜、清洁，不吃变质食品，不要暴饮暴食。饭前、便后要洗手，餐具要卫生。

2. 提倡母乳喂养，不宜在夏季及小儿有病时断奶，遵守添加辅食的原则，注意科学喂养。

3. 加强户外活动，注意气候变化，及时增减衣服，防止腹部受凉。

4. 适当控制饮食，减轻胃肠负担，忌食油腻、生冷及不易消化的食物。

【食疗】

1. 加味防风粥

主要原料：防风 5g，藿香 5g，白蔻仁 2g，苏叶 3g，葱白 2 茎。

用法：将 5 味药水煎，沸后煮约 10 分钟，取汁去渣。另用粳米煮粥，待粥将熟时，加入药汁，煮成稀粥服食。

功效：解表散风，化湿和中。

主治：寒湿泄泻。

出处：冯贽．云仙杂记·防风粥［M］．北京：中华书局，1985.

2. 蜜饯萝卜

主要原料：白萝卜 500~1000g，蜂蜜 150~200g。

用法：将白萝卜洗净后，切成条状或丁状；在锅内加入清水，水烧开后，把萝卜放入，煮沸后即可把萝卜捞出，把水淋干，晾晒半日，再放入锅内，加入蜂蜜，以小火烧煮，边煮边调拌，调匀后，取出萝卜晾凉即可。

功效：理气消食和胃。

主治：伤食泄泻。

出处：许叔微．普济本事方［M］．上海：上海科学技术出版社，1959.

七、小儿呕吐

呕吐是常见的脾胃疾病。因胃失和降，气逆于上，以致乳食由胃中上逆经口而出的一种病证。本证发病没有年龄和季节限制，但夏秋季节更易于罹患。呕吐在儿科临床上非常常见，可以由多种疾病引起。

小儿呕吐是因胃失和降，胃气上逆引起，导致其发病的原因包括饮食无节，乳食积滞；乳母喜食辛辣炙煿，或寒凉生冷；较大小儿过食辛辣食品，或过食生冷瓜果；小儿因环境不适，或遭受打骂惊吓，导致肝气不顺，横逆犯胃等。

【临床表现】

1. 发作常伴有饮食不洁，乳食不节或外感病史。

2. 胃中内容物经食管，从口中涌吐而出。

3. 多伴有嗳腐吞酸、大便秘结、脘腹胀满等。

4. 严重者可出现乳食难进、食欲不振、吐物清稀如水、精神萎靡、体倦乏力等。

【治疗】

（一）处方

中脘，神阙，脾俞，胃俞，足三里，板门。

（二）加减

伴发热恶寒，头身疼痛者，加大椎、外关。食入即吐下酸腐热臭食物，大便燥结者，加内庭。呕吐清水痰涎，脘闷者，加丰隆、公孙。呕吐食物残渣，口气臭秽者，加天枢、梁门。吞酸嗳气，烦躁易怒者，加肝俞、太冲；反酸干呕者，加建里、公孙。

（三）方法

1. 留罐法

（1）小儿取仰卧位，充分暴露胸腹部。选择合适型号的玻璃罐（易罐）操作手用镊子或者止血钳夹住棉球，蘸取适量95%乙醇（将棉球上的多余乙醇甩干，防止多余乙醇滴落在皮肤上，烧伤皮肤），辅助手握紧玻璃罐，将点燃的乙醇棉球立即伸入罐内绕2~3圈退出（图5-65），迅速将罐具吸拔在中脘、神阙穴处（图5-66）。挤压法：将易罐置于中脘、神阙穴处，挤压易罐使气体排出，使易罐吸拔在穴位上。留罐3~

5分钟，或以局部出现瘀斑、瘀点为度，起罐。见图5-67。

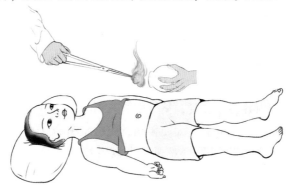

图5-65 闪火法（小儿呕吐）

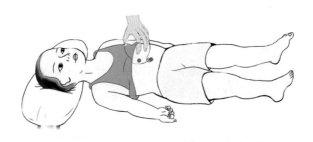

图5-66 拔神阙、中脘穴

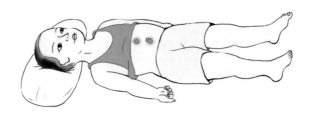

图5-67 神阙、中脘穴罐印

（2）小儿取仰卧位或坐位，充分暴露下肢。选择合适型号的玻璃罐（易罐），用闪火法（挤压法）。将罐吸拔在足三里、丰隆穴处，见图5－68。留罐3～5分钟，或以局部出现瘀斑、瘀点为度，起罐。见图5－69。

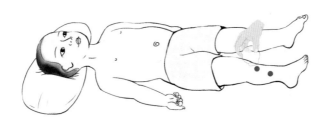

图5－68　拔足三里、丰隆穴

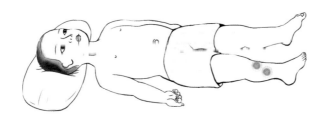

图5－69　足三里、丰隆穴罐印

（3）小儿取俯卧位，充分暴露背部。选择合适型号的玻璃罐（易罐），用闪火法（挤压法）。将罐吸拔在脾俞、胃俞穴处，见图5－70。留罐3～5分钟，或以局部出现瘀斑、瘀点为度，起罐。见图5－71。

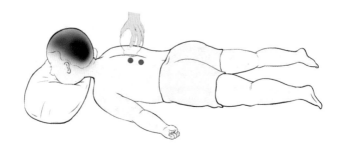

图 5 – 70　拔脾俞、胃俞穴

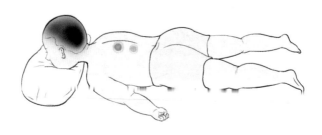

图 5 – 71　脾俞、胃俞穴罐印

2. 闪罐法

小儿取仰卧位或坐位，充分暴露手掌部。选择最小号的易罐。辅助手持小儿手部，固定住小儿上肢；操作手持易罐用挤压法将罐吸拔在板门穴（即大鱼际平面）处，待罐吸紧后立即取下（图 5 – 72）。反复操作 20 ～ 30 次，至皮肤潮红为度。见图 5 – 73。

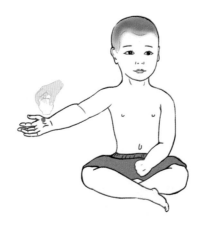

图 5 – 72　板门穴闪罐

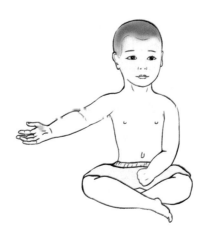

图 5 – 73　板门穴罐印

【日常调护】

1. 哺乳不宜过急，以防吞进空气。哺乳后，抱小儿取坐位，轻拍背部，使吸进的空气得以排出。

2. 提倡科学喂养，饮食要定时定量，不要过饱。食物宜新鲜清洁，不要过多地喂小儿煎炸及肥腻食物，以免影响小儿消化功能。

3. 呕吐较轻者，可喂易消化的流质或半流质食物，宜少量多次进食；呕吐较重者则应暂停进食，待病情缓解再酌情进食，开始进食时宜少量多次，以不引起呕吐为度。

【食疗】

1. 莱菔子粥

主要原料：莱菔子若干，粳米适量。

用法：莱菔子炒后研末，与粳米同煮成粥，调味后服用。

功效：下气化积，健胃消食。

主治：小儿食滞呕恶，嗳腐食少。

注意：脾虚便溏者不宜食用。

出处：王立德，杨川芳. 婴幼儿常见病诊疗 1000 问 [M]. 广州：羊城晚报出版社，2003.

2. 橘茹饮

主要原料：橘皮 30g，竹茹 30g，柿饼 30g，生姜 3g，白糖适量。

用法：橘皮洗净后切成约1cm宽的长条，竹茹挽成10 个，干柿饼切成0.2～0.3cm厚的片，生姜洗净切成0.1cm厚的薄片。以上四味同时放入锅内，加清水约 1000mL，煮沸 20 分钟，取汁，再煎 1 次，合并药液，用清洁细纱布滤过药液，加入白糖搅匀即成，每次服 100～150mL。

功效：理气止呕，清胃降逆。

主治：小儿呕吐外邪犯胃或饮食伤胃者。

出处：王立德，杨川芳. 婴幼儿常见病诊疗 1000 问 [M]. 广州：羊城晚报出版社，2003.

八、小儿腹痛

小儿腹痛是以发生于小儿胃脘以下，脐之四旁以及耻骨以上部位疼痛的病证。腹痛的病因有很多，可见于任何年龄、任何季节。按其发作部位的不同分为大腹痛、脐腹痛、少腹痛和小腹痛四种。不同部位的疼痛可以反映出不同脏腑或经络病变。

腹痛的病因不同，证候轻重及治疗预后的差别很大，但小儿腹痛中约 2/3 的再发性腹痛预后良好。古代医家认为，腹痛的病因主要有寒、热、虚（虚寒、脾虚）、实（虫、食、积、瘀、气郁）四大因素。小儿的脾胃薄弱，容易被内外因素所干扰。凡小儿腹内脏腑、经脉受到寒邪侵袭或因乳食所伤、气滞血瘀或脏腑虚冷均可导致气机阻滞，气血壅滞不通，不通则痛，遂导致腹痛的发生。所以小儿腹痛的治疗原则以理气止痛为主。

【临床表现】

1. 腹部疼痛阵阵发作，得温则舒，遇寒加重；或腹痛绵绵，时作时止，痛处喜按，得温则舒，得食则缓；或脘腹胀满，疼痛拒按。

2. 可伴有呕吐，吐物酸臭，矢气频作；或伴随腹泻症状，泻后痛减。

【治疗】

处方：中脘，关元，神阙，天枢，足三里，足太阳膀胱经。

（二）加减

肝郁气滞者，加太冲。精神倦怠者，加脾俞、胃俞。

（三）方法

1. 留罐法

（1）小儿取仰卧位，充分暴露腹部。选择合适型号的玻璃罐（易罐）。操作手用镊子或者止血钳夹住棉球，蘸取适量95%乙醇（将棉球上的多余乙醇甩干，防止多余乙醇滴落在皮肤上，烧伤皮肤），辅助手握紧玻璃罐，将点燃的乙醇棉球立即伸入罐内绕2～3圈退出（图5－74），迅速将罐具吸拔在中脘、关元、神阙、天枢穴处（图5－75）。挤压法：将易罐置于中脘、关元、神阙、天枢穴处，挤压易罐使气体排出，使易罐吸拔在穴位上。留罐3～5分钟，或以局部出现瘀斑、瘀点为度，起罐。见图5－76。

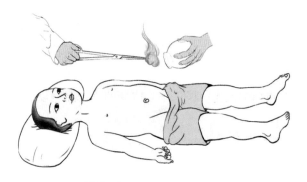

图5－74　闪火法（小儿腹痛）

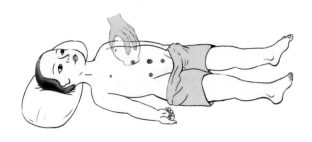

图5－75　拔中脘、关元、神阙、天枢穴

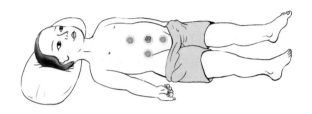

图 5 - 76 中脘、关元、神阙、天枢穴罐印

(2) 小儿取仰卧位，充分暴露下肢。选择合适型号的玻璃罐（易罐），用闪火法（挤压法）。将罐吸拔在足三里穴处，见图 5 - 77。留罐 3 ~ 5 分钟，或以局部出现瘀斑、瘀点为度，起罐。见图 5 - 78。

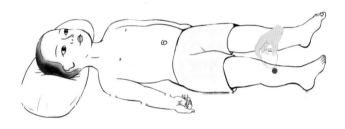

图 5 - 77 拔足三里穴

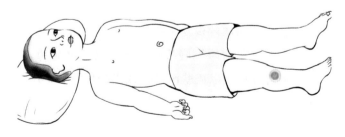

图 5 - 78 足三里穴罐印

　　（3）小儿取俯卧位或坐位，充分暴露颈部及背部。选择合适型号的玻璃罐（易罐），用闪火法（挤压法）。将罐吸拔于脾俞、胃俞穴处，见图 5 - 79。留罐 3 ~ 5 分钟，或以局部出现瘀斑、瘀点为度，起罐。见图 5 - 80。

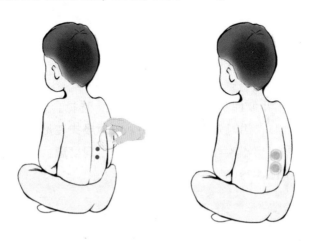

图 5 - 79　拔脾俞、胃俞穴　　图 5 - 80　脾俞、胃俞穴罐印

2. 走罐法

　　小儿取俯卧位，充分暴露背腰部。在脊柱两侧足太阳膀胱经处涂抹适量凡士林或玉米淀粉，选择合适型号的玻璃罐（易罐），用闪火法（挤压法）。将罐吸拔在一侧肩部；双手握住罐体，稍微倾斜罐体，罐前进方向略提起，后方着力，在操作部位上循着足太阳膀胱经从上到下走罐（图 5 - 81），罐具走到腰部时起罐；再将罐具吸拔在起点，重复之前的走罐操作。另一侧操作相同。以皮肤潮红，或出现瘀点、瘀斑为度。见图 5 - 82。

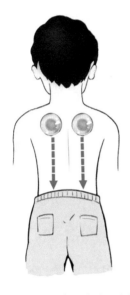 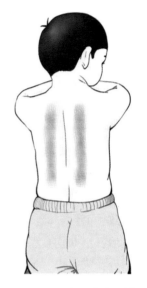

图 5 - 81　足太阳膀胱经走罐　　　　图 5 - 82　足太阳膀胱经罐印
　　　　　（小儿腹痛）　　　　　　　　　　　　（小儿腹痛）

【日常调护】

1. 家长给婴幼儿不要喂得太多、太快、太饱，奶中也不易加过多的糖。婴幼儿哭闹太久时容易吞入大量的空气，可诱发腹痛。给婴幼儿添加辅食也需逐渐增加。

2. 注意腹部保暖，防止受凉。如果孩子发生肠痉挛，家长可给予腹部热敷，或喝少许热开水或汤。有便秘的小儿，可用开塞露或肥皂头通便，解便后腹痛会缓解。若腹痛逐渐加重，千万不可继续等待，应去医院治疗。

【食疗】

1. 花椒炒鸡蛋

主要原料：花椒 10g 研末，鸡蛋 1 个。

用法：鸡蛋打散。锅内少许油，油热后放入花椒粉，倒入鸡蛋炒熟即可。

功效：温中止痛。

主治：小儿虚寒型腹痛。

出处：宋永忠. 捏捏揉揉小儿安 ［M］. 南京：东南大学出版社，2014.

2. 萝卜汁

主要原料：生萝卜250g，或萝卜籽30g。

用法：将生萝卜捣汁，或将萝卜籽微炒，水煎，少量多次服用。

功效：消食导滞。

主治：小儿伤食型腹痛。

出处：宋永忠. 捏捏揉揉小儿安 ［M］. 南京：东南大学出版社，2014.

九、小儿厌食

小儿厌食是小儿摄食行为异常的一种疾病。常表现为较长时间食欲缺乏或食欲减退，见食不贪，甚至拒食，是儿科常见病之一。多发于1~6岁小儿，其发生无明显季节性差异，但夏季暑湿当令时，暑湿易困遏脾气，使症状加重。长时间厌食会对小儿的生长发育、营养状况及智力发育造成不良影响。

小儿脏腑娇嫩，脾常不足。若喂养不当、他病伤脾、先天不足、情志失调等均可影响脾胃的正常纳运功能，产生厌食。常见的原因包括乳食不节、先天不足、久病伤脾、情志抑郁等。该病病位在脾胃，基本病机为脾胃失和。

【临床表现】

1. 食欲降低，甚至拒食，精神尚可。

2. 小儿食欲缺乏，少食懒言，面色萎黄，精神稍差。

3. 小儿厌食或拒食，食少饮多，烦热不安，大便干。

【治疗】

（一）处方

中脘，神阙，天枢，脾俞，胃俞，命门，足三里。

（二）加减

大便偏干者，加内关、公孙。口干舌燥者，加三阴交、内庭。

（三）方法

1. 留罐法

（1）小儿取仰卧位，充分暴露腹部。选择合适型号的玻璃罐（易罐），用闪火法。操作手用镊子或者止血钳夹住棉球，蘸取适量95%乙醇（将棉球上的多余乙醇甩干，防止多余乙醇滴落在皮肤上，烧伤皮肤），辅助手握紧玻璃罐，将点燃的乙醇棉球立即伸入罐内绕2~3圈退出（图5-83），迅速将罐具吸拔在中脘、神阙、天枢穴处，见图5-84。挤压法：将易罐置于中脘、神阙、天枢穴处，挤压易罐使气体排出，使易罐吸拔在穴位上。留罐3~5分钟，或以局部出现瘀斑、瘀点为度。见图5-85。

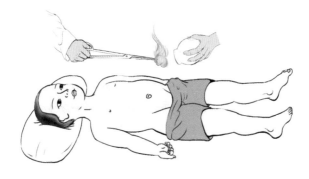

图5-83　闪火法（小儿厌食）

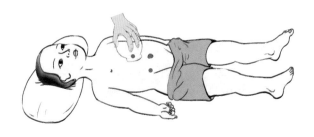

图5-84 拔中脘、神阙、天枢穴

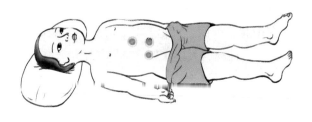

图5-85 中脘、神阙、天枢穴罐印

（2）小儿取仰卧位或坐位，充分暴露下肢。选择合适型号玻璃罐（易罐），用闪火法（挤压法）。将罐吸拔在足三里穴处，见图5-86。留罐3~5分钟，或以局部出现瘀斑、瘀点为度，起罐。见图5-87。

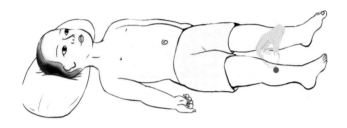

图 5 – 86　拔足三里穴

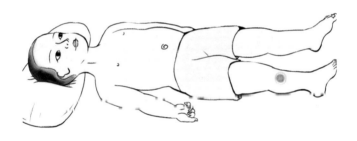

图 5 – 87　足三里穴罐印

（3）小儿取俯卧位，充分暴露背部。选择合适型号的玻璃罐（易罐），用闪火法（挤压法）。将罐吸拔在胃俞、脾俞、命门穴处。见图 5 – 88。留罐 3～5 分钟或以局部出现瘀斑、瘀点为度，起罐，见图 5 – 89。

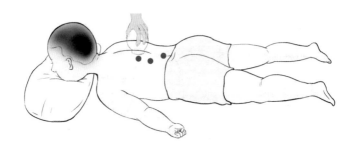

图 5 – 88　拔胃俞、脾俞、命门穴

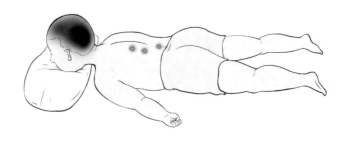

图 5 – 89　胃俞、脾俞、命门穴罐印

2. 走罐法

小儿取俯卧位，充分暴露背腰部。在脊柱两侧华佗夹脊穴处涂抹适量凡士林或玉米淀粉，选择 2 号玻璃罐（3 号易罐），用闪火法（挤压法）。将罐吸拔在一侧肩部；双手握住罐体，稍微倾斜罐体，罐前进方向略提起，后方着力，循着华佗夹脊穴从上到下走罐（图 5 – 90），罐具走到腰部时起罐；再将罐具吸拔在起点，重复之前的走罐操作。另一侧操作相同。以皮肤潮红，或出现瘀点、瘀斑为度。见图 5 – 91。

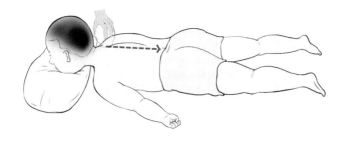

图 5 - 90 华佗夹脊穴走罐

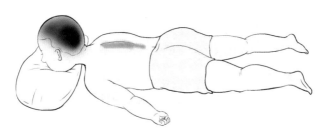

图 5 - 91 华佗夹脊穴罐印

【日常调护】

1. 小儿厌食症是临床常见病，可影响小儿的生长发育。厌食症小儿多无器质性疾病，合理的喂养与培养良好的饮食习惯是关键，同时要尽可能的排除厌食症的诱因。

2. 饮食习惯的调整是从饮食环境、喂养方式等多方面进行，家长应采取正确的方式喂食，不强迫，不恐吓，积极地改善小儿的进食环境，提高小儿进食质量。

3. 制订科学、合理的饮食计划，采取少食多餐的方式，禁止食用冷饮与甜品，饭量慢慢增加，逐渐形成定时、定量有规律的饮食习惯。

【食疗】

1. 益脾饼

主要原料：白术 30g，干姜 6g，熟枣肉 250g，鸡内金 15g，面粉适量。

用法：将白术、干姜、鸡内金研粉，加枣肉制成枣泥，再加面粉、清水，和面做薄饼，烙熟。

功效：健脾益气消食。

主治：脾胃气虚导致的小儿厌食。

出处：张锡纯. 医学衷中参西录 [M]. 太原：山西科学技术出版社，2016.

2. 蜜炙藕梨

主要原料：鲜藕 350g，雪梨 300g，白糖 150g，蜜樱桃、白矾各 10g。

用法：将白矾用 2000mL 水溶化。鲜藕片泡入白矾水中；雪梨去皮、去核，切成条状，亦泡入白矾水中。锅中倒入白矾水，烧沸后入藕片、梨条煮 10 分钟，捞出藕片、梨条后用清水漂洗两次。把藕片置于碗中，两边放雪梨，加白糖，用湿棉巾将碗口封严，上蒸笼蒸 3 小时取出。翻入碗中淋上蜜樱桃服之。

功效：健脾胃，益阴血。

主治：小儿厌食症。

出处：殷鸿，张惠萍. 常见疾病中医食物疗法 [M]. 南京：中南大学出版社，2013.

十、小儿流涎

流涎俗称流口水，是指唾液不自觉地从口内流溢出来浸渍两颊，导致下巴潮红、糜烂、疼痛等。中医学称之为"滞颐"，多由脾胃虚寒或积热，使涎液不能正常制约，流出口外所致。

以 3 岁以下的幼儿最为多见。小儿流涎分为生理性和病理性两种，随着生长发育在 1 岁左右流口水的现象会逐渐消失，这种流涎是非病理性的，本章主要介绍病理性小儿流涎的治疗方法。

小儿先天脾胃虚弱，脏腑娇嫩，有脾常不足之说。小儿流涎多由风热之邪内乘心脾，中焦湿热熏蒸于上，脾胃不足湿邪上泛、肾阳不足津聚为涎所致。

【临床表现】

1. 流涎，质稠浊或稀，舌体胖大。

2. 或伴舌上、口腔黏膜糜烂、溃疡；或伴食欲旺盛，喜凉恶热。

3. 可伴随腹痛，呕吐不消化物，大便稀溏或干结，小便清长。

【治疗】

(一) 处方

廉泉，天枢，神阙，脾俞，足三里，三阴交。

(二) 加减

湿热者，加天河水。

(三) 方法

1. 留罐法

(1) 小儿取仰卧位，充分暴露腹部。选择合适型号的玻璃罐（易罐），用闪火法。操作手用镊子或者止血钳夹住棉球，蘸取适量 95% 乙醇（将棉球上的多余乙醇甩干，防止多余乙醇滴落在皮肤上，烧伤皮肤），辅助手握紧玻璃罐，将点燃的乙醇棉球立即伸入罐内绕 2~3 圈退出（图 5-92），迅速将罐具吸拔在天枢、神阙穴处，见图 5-93。挤压法：将易罐置于廉泉、天枢、神阙穴处，挤压易罐使气体排出，使易罐吸拔在穴位上。留罐 3~5 分钟，或以局部出现瘀斑、瘀点为度，起罐。见图5－94。

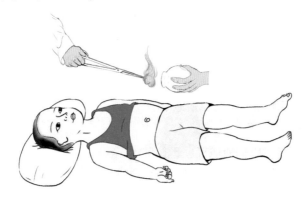

图5－92　闪火法（小儿流涎）

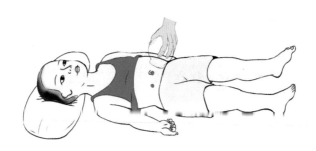

图5－93　拔神阙、天枢穴

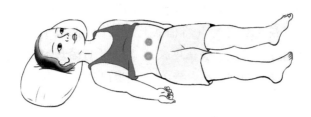

图5－94　神阙、天枢穴罐印

（2）小儿取仰卧位或坐位，仰头，充分暴露下颌处。选择合适型号的玻璃罐（易罐），用闪火法（挤压法）。将罐吸拔在廉泉穴处，见图 5 - 95。留罐 3 ~ 5 分钟，或以局部出现瘀斑、瘀点为度，起罐。见图 5 - 96。

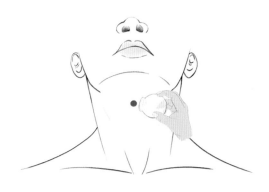

图 5 - 95　拔廉泉穴

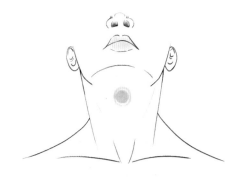

图 5 - 96　廉泉穴罐印

（3）小儿取仰卧位或坐位，充分暴露下肢。选择合适型号的玻璃罐（易罐），用闪火法（挤压法）。将罐吸拔在足三里、三阴交穴处，见图5－97。留罐3～5分钟，或以局部出现瘀斑、瘀点为度，起罐。见图5－98。

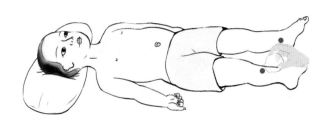

图5－97　拔足三里、三阴交穴

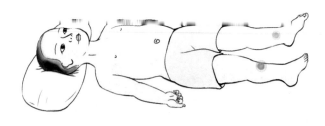

图5－98　足三里、三阴交穴罐印

（4）小儿取俯卧位或坐位，充分暴露背部。选择合适型号的玻璃罐（易罐），用闪火法（挤压法）。将罐吸拔在脾俞穴处，见图5－99。留罐3～5分钟，或以局部出现瘀斑、瘀点为度，起罐。见图5－100。

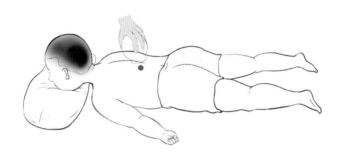

图 5 - 99　拔脾俞穴

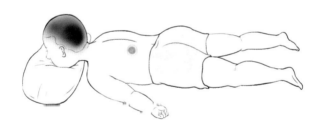

图 5 - 100　脾俞穴罐印

2. 走罐法

小儿取仰卧位或坐位，充分暴露上肢前端。在天河水处涂适量爽身粉或玉米淀粉，选择最小号易罐，用挤压法。将罐吸拔在腕横纹天河水起点处，沿直线走罐至肘横纹（图 5 - 101），起罐；再将罐具吸拔在起点，重复之前的走罐操作。另一侧走罐操作方法相同。以皮肤潮红，或出现瘀点、瘀斑为度。见图 5 - 102。

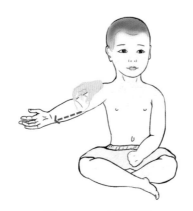

图 5 – 101 六腑走罐

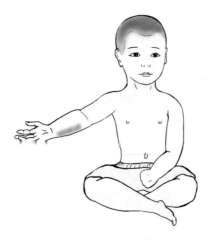

图 5 – 102 六腑罐印

【日常调护】

1. 宝宝 1 岁以后若仍不断流口水，家长应予以重视。常见的病理性原因有口腔炎、咽炎、脑发育不良、脑炎后遗症、面神经麻痹、呆小症等，应该到医院仔细检查，以明确病因。

2. 平时大人同孩子逗乐的时候应注意不要随意用手去逗

捏孩子的颊部，以免刺激唾液腺使症状加重。

3. 小儿的唾液常呈酸性，对皮肤有刺激作用，为了保护小儿颏、下颌等部位的皮肤，应该经常用温水洗净，擦干并涂上护肤霜，同时也应该经常更换围巾，尤其是在冬季。

4. 注意保持小儿的口腔卫生，避免小儿啃咬指甲、吐舌、咬铅笔头等。

【食疗】

1. 陈皮大枣汤

主要原料：大枣 10 枚，陈皮 5g，竹叶 7g。

用法：以水材料煎煮，每日 1 剂，分 2 次饮服。3 天为 1 个疗程。

功效：养阴清热。

主治：小儿流涎。

出处：肖正科 . 食疗荟萃 ［M］. 太原：山西经济出版社，1993.

2. 摄涎粥

主要原料：山药粉 20g，薏苡粉 5g，红糖适量（以甜为度）。

用法：以上材料冲入白开水，调成糊状，加入稀粥内或单独煮服。每日分 2 次喂服，连用 5 天。

功效：健脾补气。

主治：小儿流涎。

出处：肖正科 . 食疗荟萃 ［M］. 太原：山西经济出版社，1993.

十一、小儿口疮

小儿口疮是发生于小儿口腔的常见疾病，中医学称之为"口糜"。表现为口腔内单处或多处出现大小不等的黄白色溃疡，常会引起疼痛，严重时可伴发周身不适。该病一年四季均可发生，好发于婴幼儿时期，有的新生即发病。本病预后良好，经过恰当的治疗及良好的护理，多数可较快痊愈。

小儿为纯阳之体，阳常有余而阴不足，故发病多以热病为主。小儿口疮的发病主要为风热乘脾、心脾积热、虚火上炎三大因素或因外感风热之邪，或因喂养不当恣食肥甘厚味，或先天不足，体虚多病耗伤阴分，火邪上炎，灼伤口舌，发为口疮。

【临床表现】

1. 口腔溃疡较多，可先见疱疹，继而破溃后形成溃疡，周围红，严重者出现咽喉肿痛等症状。

2. 溃疡破损处色白或黄，呈圆形或椭圆形，溃疡较深，大小不一，有的融合成片，甚则满口糜烂。

【治疗】

(一) 处方

曲池，神阙，足三里，三阴交，涌泉，天河水。

(二) 加减

便秘者，加下七节骨。发热恶风者，加外关、大椎。

(三) 方法

1. 留罐法

(1) 小儿取仰卧位，充分暴露腹部。选择合适型号的玻璃罐（易罐）。操作手用镊子或者止血钳夹住棉球，蘸取适量95%乙醇（将棉球上的多余乙醇甩干，防止多余乙醇滴落在皮肤上，烧伤皮肤），辅助手握紧玻璃罐，将点燃的乙醇棉球立即伸入罐内绕2~3圈退出（图5-103），迅速将罐具吸拔在神阙穴处，见图5-104。挤压法：将易罐置于神阙穴处，挤压易罐使气体排出，使易罐吸拔在穴位上。留罐3~5分钟，或以局部出现瘀斑、瘀点为度，起罐。见图5-105。

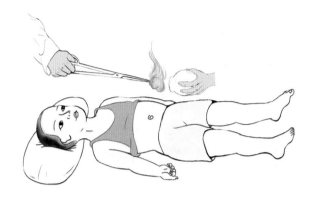

图 5 – 103　闪火法（小儿口疮）

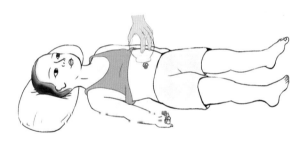

图 5 – 104　拔神阙穴

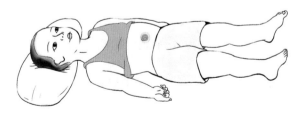

图 5 – 105　神阙穴罐印

（2）小儿取仰卧位或侧卧位，充分暴露上肢。选择合适型号的玻璃罐（易罐），用闪火法（挤压法）。将罐吸拔在曲池穴处（图5-106），留罐3~5分钟，或以局部出现瘀斑、瘀点为度，起罐。见图5-107。

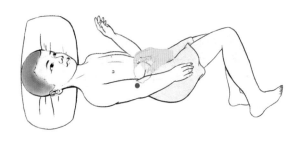

图5-106　拔曲池穴

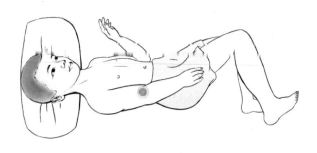

图5-107　曲池穴罐印

（3）小儿取仰卧位，充分暴露下肢。选择合适型号的玻璃罐（易罐），用闪火法（挤压法）。将罐吸拔在足三里、三阴交穴处（图5-108），留罐3~5分钟，或以局部出现瘀斑、瘀点为度，起罐。见图5-109。

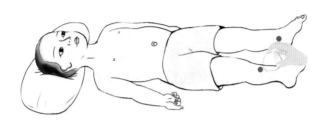

图 5 - 108　拔足三里、三阴交穴

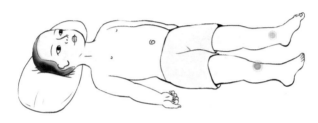

图 5 - 109　足三里、三阴交穴罐印

（4）小儿取仰卧位或俯卧位，充分暴露足底。选择合适型号的玻璃罐（易罐），用闪火法（将压法），将罐吸拔在涌泉穴处（图 5 - 110），留罐 3～5 分钟，或以局部出现瘀斑、瘀点为度，起罐。见图 5 - 111。

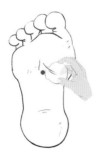
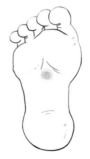

图 5 - 110　拔涌泉穴　　　　图 5 - 111　涌泉穴罐印

2. 走罐法

（1）小儿取仰卧位或坐位，充分暴露上肢前端。在天河水处涂适量玉米淀粉或凡士林，选择最小号易罐，用挤压法。将罐吸拔在腕横纹天河水起点处；操作手握住罐体，稍微倾斜罐体，罐前进方向略提起，后方着力，在操作部位上循着天河水沿直线走罐至肘横纹（图5-112），起罐；再将罐具吸拔在起点，重复之前的走罐操作。另一侧走罐操作方法相同。以皮肤潮红，或出现瘀点、瘀斑为度。见图5-113。

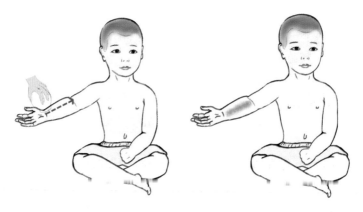

图5-112　天河水走罐　　　　图5-113　天河水罐印
（小儿口疮）　　　　　　　　　（小儿口疮）

（2）小儿取俯卧位，充分暴露腰部及尾骨处。在下七节骨处涂抹适量凡士林或玉米淀粉，选择合适型号的易罐，用挤压法。将罐吸拔在腰部正中，从上向下走罐至尾椎骨（图5-114），起罐；再将罐具吸拔在起点，重复之前的操作。以皮肤潮红，或出现瘀点、瘀斑为度（图5-115）。此法适用于伴有便秘的小儿。

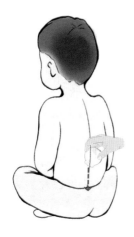
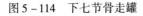
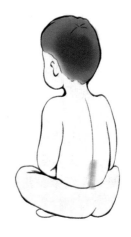

图 5-114　下七节骨走罐　　　图 5-115　下七节骨罐印

【日常调护】

1. 保持口腔清洁，餐后用温水漱口，奶瓶、餐具经常消毒。

2. 对急性热病、久病、久泻小儿，应经常检查口腔，注意口腔外周皮肤卫生，及时擦干流涎。

3. 加强锻炼，增强体质，避免各种感染。

4. 多食新鲜水果、蔬菜；忌暴饮暴食及肥甘辛辣食物，避免饮食过烫过硬。

【食疗】

1. 冰糖炖雪耳

主要原料：雪耳 10 ~ 12g，冰糖适量。

用法：将雪耳 10 ~ 12g 洗净放入碗内，加冷开水泡浸 1 小时左右，以浸透雪耳为度，除去杂质。锅置火上，放入雪耳、冰糖，冷开水适量一起隔水炖 2 ~ 3 小时。

功效：滋阴生津，润肺。

主治：虚火上炎所致的口疮。

2. 豆腐石膏汤

主要原料：生石膏 30g，豆腐 100g。

用法：生石膏 30g，豆腐 100g 加清水适量煲汤，煮 1～2 小时，然后用少量食盐或冰糖调味，可饮汤或吃豆腐。

功效：清热降火，解毒润燥。

主治：小儿口疮。

出处：吴宝康. 儿童常见病饮食宜忌与食疗妙方［M］. 上海：上海科学普及出版社，2004.

十二、小儿疳积

小儿疳积又名疳证，是指由于喂养不当或多种疾病影响导致脾胃受损，气液耗伤而形成的一种慢性消化性疾病。各年龄均可罹患，尤以 1～5 岁小儿为多见。古时人们生活水平低下，小儿喂养不足导致脾胃内亏，营养不良而生疳积。现在随着人们生活水平提高，家长盲目喂养，甚至错误喂养，加重了小儿的脾胃负担而引发疳积。故现代的疳积多因营养过剩引起。

小儿恣食肥甘，脾胃受损，渐渐形成积滞。积滞又称伤食，多因食积或宿食，形成疳证。伤食、疳、积三者各异而源一。伤食经久不愈发展为积，积久不消，迁延不愈化为疳。积为疳之母，无积不成疳。

【临床表现】

（一）积滞

1. 乳食积滞，恶心呕吐，吐出不化奶块或食物，腹胀而硬，腹泻大便不化，烦躁哭闹。

2. 食欲不振，两颊发红，午后尤甚，手足心热，尿黄便干。

（二）疳证

积滞日久，耗伤正气，长期胃纳不振，时时腹泻，面黄白无华，毛发枯槁，形体羸弱，精神不振，目无光彩，手足心热，烦躁好哭，睡而露睛，甚则出现浮肿或抽搐、窜视等"慢脾风"症状。

【治疗】

（一）处方

神阙，中脘，下脘，建里，足三里，三阴交，华佗夹脊穴。

（二）加减

五心烦热，夜间出汗者，加三关。便秘者，加下七节骨。

（三）方法

1. 留罐法

（1）小儿取仰卧位，充分暴露腹部。选择合适型号的玻璃罐（易罐）。操作手用镊子或者止血钳夹住棉球，蘸取适量95%乙醇（将棉球上的多余乙醇甩干，防止多余乙醇滴落在皮肤上，烧伤皮肤），辅助手握紧玻璃罐，将点燃的乙醇棉球立即伸入罐内绕2~3圈退出（图5-116），迅速将罐具吸拔在神阙、上脘、中脘、建里穴处，见图5-117。挤压法：将易罐置于神阙、上脘、中脘、建里穴处，挤压易罐使气体排出，使易罐吸拔在穴位上。留罐3~5分钟，或以局部出现瘀斑、瘀点为度，起罐。见图5-118。

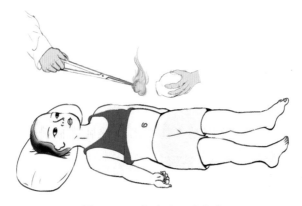

图 5–116 闪火法（小儿疳积）

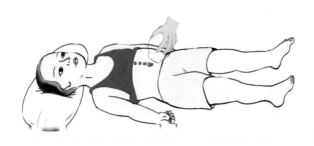

图 5–117 拔神阙、上脘、中脘、建里穴

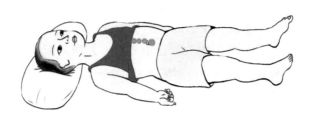

图 5–118 神阙、上脘、中脘、建里穴罐印

　　（2）小儿取仰卧位或坐位，充分暴露下肢。选择合适型号的玻璃罐（易罐），用闪火法（挤压法）。将罐吸拔在三阴交、足三里穴处（图 5 – 119），留罐 3 ~ 5 分钟，或以局部出现瘀斑瘀点为度，起罐。见图 5 – 120。

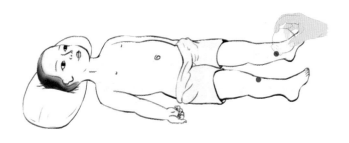

图 5 – 119　拔三阴交、足三里穴

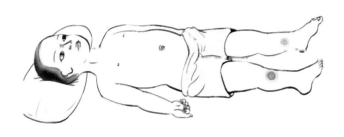

图 5 – 120　三阴交、足三里穴罐印

2. 走罐法

　　（1）小儿取俯卧位，充分暴露背腰部。在脊柱两侧华佗夹脊穴处涂抹适量凡士林或玉米淀粉，选择合适型号的玻璃罐（易罐），用闪火法（挤压法）。将罐吸拔在一侧肩部；双手握住罐体，稍微倾斜罐体，罐前进方向略提起，后方着力，循着

华佗夹脊穴从上到下走罐（图5 - 121），罐具走到腰部时起罐；再将罐具吸拔在起点，重复之前的走罐操作。另一侧操作相同。以皮肤潮红，或出现瘀点、瘀斑为度。见图5 - 122。

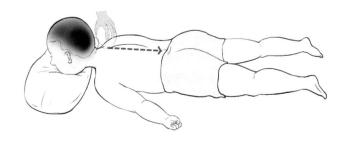

图5 - 121　华佗夹脊穴走罐

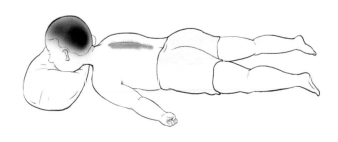

图5 - 122　华佗夹脊穴罐印

（2）小儿仰卧，充分暴露上肢。在三关处涂抹适量玉米淀粉或凡士林，选择最小号易罐，用挤压法。使易罐吸拔在腕横纹三关起点处，手握罐体沿三关走罐至肘横纹处（图5 - 123），起罐；再将罐具吸拔在起点，重复之前的走罐操作。另一侧操作相同。以皮肤潮红，或出现瘀点、瘀斑为度。见图5 - 124。

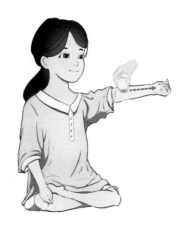

图 5 - 123　三关走罐（小儿疳积）

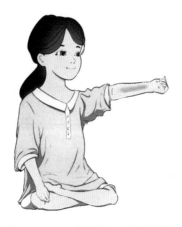

图 5 - 124　三关罐印（小儿疳积）

（3）小儿取俯卧位，充分暴露腰部及尾骨处。在下七节骨处涂抹适量凡士林或玉米淀粉，选择合适型号的玻璃罐（易罐），用闪火法（挤压法）。将罐吸拔在腰部正中，沿直线从上至下走罐至尾骨时起罐，见图 5 - 125。再将罐吸拔在起点，重复之前的操作。以皮肤潮红，或出现瘀点、瘀斑为度，见图 5 – 126。

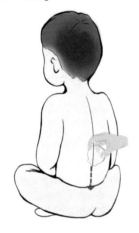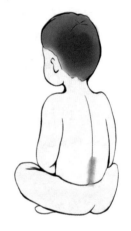

　图 5 – 125　下七节骨走罐　　　图 5 – 126　下七节骨罐印

【日常调护】

1. 小儿若患有腹泻、细菌性痢疾及结核等疾病，应积极治疗。

2. 加强锻炼，增强体质，合理喂养，培养良好的饮食习惯。

3. 对本病重症者应及时前往医院治疗。

【食疗】

1. 麦芽山楂饮

主要原料：炒麦芽 10g，炒山楂片 3g，红糖适量。

用法：以水上材料煎煮，频饮其水。

功效：消食导滞。

主治：小儿积滞。

出处：苏敬. 新修本草 ［M］. 太原：山西科学技术出版社，2013.

2. 黄芪粥

主要原料：白米 50g，黄芪 20g。

用法：水煮成粥。

功效：健脾益气。

主治：小儿疳积脾气亏虚型。

出处：温如玉，萧波. 疾病的食疗与验方 [M]. 杨陵：天则出版社，1989.

十三、小儿多动症

小儿多动症，又称注意力缺陷多动障碍，是一种常见的小儿行为异常类疾病。这类小儿的智能正常或基本正常，但学习、行为及情绪方面有缺陷，表现为注意力不易集中、注意短暂、活动过多、情绪易冲动等，以致影响学习成绩。该病的患病率为5%～10%，学龄期小儿发病者相当多，占全体小学生1%～10%，男孩远较女孩多，早产儿患此病较多。

中医学将小儿多动症的病因病机归纳为以下几个方面：①先天禀赋不足：小儿素体虚弱，阴阳失调。②饮食因素：饮食中营养成分不足，或营养成分搭配不当，或过食生冷损伤脾胃，造成气血亏虚，心神失养，过食肥甘厚味，产生湿热痰浊，阻滞气机，扰乱心神。③外伤和其他因素：产伤以及其他外伤，使小儿气血瘀滞，经脉不畅，以及心肝失养，神魂不安。

【临床表现】

1. 小儿注意力涣散，活动过度，思想不集中。

2. 小儿自控能力差，常发脾气，情绪不稳定，但智力正常。

【治疗】

（一）处方

内关，气海，关元，足三里，足太阳膀胱经。

（二）加减

注意力涣散者，加大陵、照海。情绪不能自控者，加肝俞、大椎。好食肥甘厚味者，加曲池、天枢。

（三）方法

1. 留罐法

（1）小儿取仰卧位或坐位，充分暴露上肢部位。选择合适型号的玻璃罐（易罐）。操作手用镊子或者止血钳夹住棉球，蘸取适量95%乙醇（将棉球上的多余乙醇甩干，防止多余乙醇滴落在皮肤上，烧伤皮肤），辅助手握紧玻璃罐，将点燃的乙醇棉球立即伸入罐内绕 2 ~ 3 圈退出（图 5 – 127），迅速将罐具吸拔在神门、内关穴处（图 5 – 128）。挤压法：将易罐置于神门、内关穴处，挤压易罐使气体排出，使易罐吸拔在穴位上。留罐 3 ~ 5 分钟，或以局部出现瘀斑、瘀点为度，起罐。见图 5 – 129。

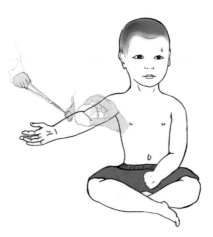

图 5 – 127　闪火法（小儿多动症）

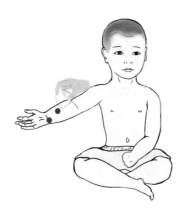

图 5 - 128　拔神门、内关穴

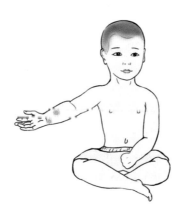

图 5 - 129　神门、内关穴罐印

（2）小儿取仰卧位，充分暴露腹部。选择合适型号的玻璃罐（易罐），用闪火法（挤压法）。将罐吸拔在气海、关元穴位上（图 5 - 130），留罐 3 ~ 5 分钟，或以局部出现潮红为度，起罐（图 5 - 131）。

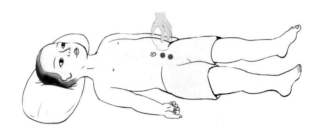

图 5－130 拔气海、关元穴

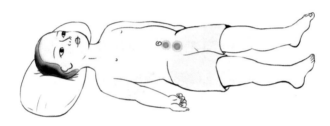

图 5－131 气海、关元穴罐印

（3）小儿取仰卧位，充分暴露下肢部位。选择合适型号的玻璃罐（易罐），用闪火法（挤压法）。将罐吸拔在足三里、照海穴位上（图 5－132），留罐 3～5 分钟，或以局部出现潮红为度，起罐。见图 5－133。

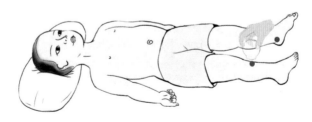

图 5－132 拔足三里、照海穴

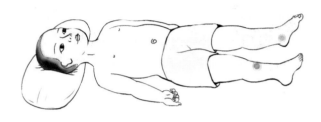

图5-133　足三里、照海穴罐印

2．走罐法

小儿取俯卧位，充分暴露背腰部。在脊柱两侧足太阳膀胱经处涂抹适量凡士林或玉米淀粉，选择合适型号的玻璃罐（易罐），用闪火法（挤压法）。将罐吸拔在一侧肩部；双手握住罐体，稍微倾斜罐体，罐前进方向略提起，后方着力，在操作部位上循着足太阳膀胱经从上到下走罐（图5-134），罐具走到腰部时起罐；再将罐具吸拔在起点，重复之前的走罐操作。另一侧操作相同。以皮肤潮红，或出现瘀点、瘀斑为度。见图5-135。

3．排罐法

患者取俯卧位，暴露背腰部皮肤。选择合适型号的玻璃罐（易罐），用闪火法（挤压法）。将罐依次吸拔排在心俞至大肠俞的位置（图5-136），视小儿背腰部的面积合理均匀排罐，留罐3~5分钟，起罐（图5-137）。视小儿年龄以及皮肤变化适当调整留罐时间。

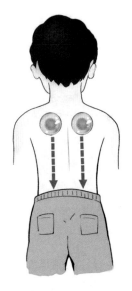

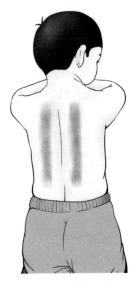

图 5 – 134 足太阳膀胱经走罐
（小儿多动症）

图 5 – 135 足太阳膀胱经罐印
（小儿多动症）

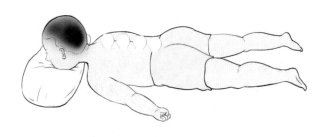

图 5 – 136 背俞穴排罐

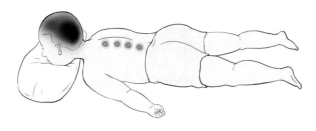

图 5 – 137 背俞穴罐印

【日常调护】

1. 关心体谅小儿，对其行为及学习进行耐心的帮助与训练，要循序渐进，不责骂不体罚，时常给予表扬和鼓励。

2. 保证小儿营养，补充蛋白质、水果及新鲜蔬菜，避免食用有兴奋性和刺激性的饮料和食物。

3. 因多动症而学习困难的小儿，家长应给予指导与鼓励，帮助小儿克服学习上的困难，增强自信心。

【食疗】

1. 参蛋汤

主要原料：太子参 15g，大枣 15 枚，鸡蛋 2 个。

用法：鸡蛋置锅内加水煎煮，蛋熟后剥去蛋壳，再加入太子参、大枣同煮，可以吃蛋喝汤。每日 1 次，久服可见效果。

功效：益气养血。

主治：心脾虚弱，气血亏虚的患儿。

出处：孟昭泉. 儿科常见病药食相宜相克［M］. 北京：金盾出版社，2008.

2. 桂圆莲子粥

主要原料：桂圆肉 30g，莲子 30g，糯米 30～60g，冰糖适量。

用法：莲子与糯米加 600mL 水，小火煮 40 分钟，加入桂圆肉再熬煮 15 分钟，加冰糖适量，即可食用。

功效：补脾安神燥湿。

主治：脾虚，湿热上扰的患儿。

出处：金义成，陈志伟. 常见小儿病的推拿预防和护养 [M]. 上海：复旦大学出版社，2016.

十四、小儿夜啼

夜啼是指小儿入夜啼哭不安，时哭时止，烦躁不安，或每夜定时啼哭，甚则通宵达旦，白日如常，民间常称患儿为"夜哭郎"。本病多见于新生儿及6个月内的婴儿。

小儿夜啼是一种病态，应注意与日常生活中的本能啼哭相鉴别，如饥饿、惊恐、尿布潮湿等引起的啼哭。中医学认为，小儿病理性夜啼常因脾寒、心热、惊恐而发病。

【临床表现】

1. 多见于6个月以内的婴幼儿。

2. 白天正常，入夜啼哭不安，时哭时止，烦躁不安，或每夜定时啼哭，甚则通宵达旦。

3. 与日常生活中的本能啼哭相鉴别，如饥饿、惊恐、尿布潮湿等引起的啼哭。

4. 难以查明原因，相关检查均正常。

【治疗】

（一）处方

合谷，天河水，六腑，膀胱经，督脉。

（二）加减

寒啼者，加足三里、脾俞。热啼者，加总筋、行间。惊啼者，加解溪。

（三）方法

1. 留罐法

（1）小儿取仰卧位或坐位，充分暴露上肢部位。选择合

适型号的玻璃罐（易罐）。操作
手用镊子或者止血钳夹住棉球，
蘸取适量 95% 乙醇（将棉球上
的多余乙醇甩干，防止多余乙
醇滴落在皮肤上，烧伤皮肤），
辅助手握紧玻璃罐，将点燃的乙
醇棉球立即伸入罐内绕 2~3 圈
退出（图 5－138），迅速将罐具
吸拔在合谷穴处（图 5－139）。
挤压法：将易罐置于合谷穴处，
挤压易罐使气体排出，使易罐吸
拔在穴位上。留罐 5~8 分钟，
或以局部出现瘀斑、瘀点为度，
起罐。见图 5－140。

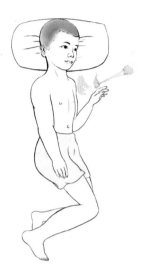

图 5－138　闪火法（小儿夜啼）

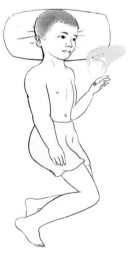

图 5－139　拔合谷穴

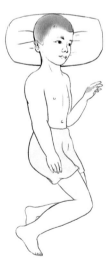

图 5－140　合谷穴罐印

（2）小儿取仰卧位或坐位，充分暴露下肢。选择合适型号的的玻璃罐（易罐），用闪火法（挤压法）。将罐吸拔在足三里、行间、解溪穴处（图5-141），留罐3～5分钟，或以局部出现瘀斑、瘀点为度，起罐。见图5-142。

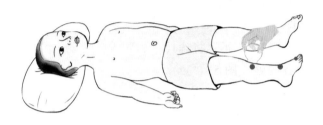

图5-141　拔足三里、行间、解溪穴

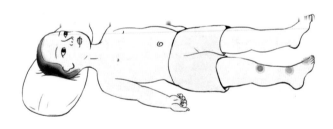

图5-142　足三里、行间、解溪穴罐印

（3）小儿取俯卧位，充分暴露背部。选择合适型号的玻璃罐（易罐），用闪火法（挤压法）。将罐吸拔在脾俞穴处（图5-143），留罐3～5分钟，或以局部出现瘀斑、瘀点为度，起罐。见图5-144。

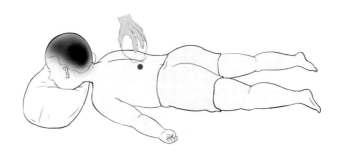

图 5 – 143 拔脾俞

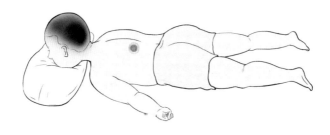

图 5 – 144 脾俞罐印

2. 走罐法

（1）小儿取仰卧位或坐位，充分暴露上肢前端。在天河水处涂适量凡士林，选择合适大小易罐，用挤压法。将罐吸拔在腕横纹天河水起点处；手握罐体，稍微倾斜罐体，罐前进方向略提起，后方着力，沿直线走罐至肘横纹（图5 – 145），起罐；再将罐具吸拔在起点，重复之前的走罐操作。另一侧走罐操作方法相同。以皮肤潮红，或出现瘀点、瘀斑为度。见图5 – 146。

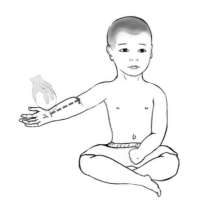

图 5 – 145　天河水走罐（小儿夜啼）

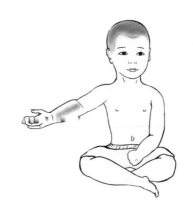

图 5 – 146　天河水罐印（小儿夜啼）

（2）小儿取仰卧位或坐位，充分暴露上肢部位。在六腑穴涂适量玉米淀粉或凡士林，选择合适大小易罐，用挤压法。将罐吸拔在肘部六腑穴起点处；辅助手握住小儿腕部，固定住小儿上肢，操作手握住罐体，稍微倾斜罐体，罐前进方向略提起，后方着力，从肘部沿直线走罐至腕部（图 5 – 147），起罐；再将罐具吸拔在起点，重复之前的走罐操作。另一侧走罐操作方法相同。以皮肤潮红，或出现瘀点、瘀斑为度。见图 5 - 148。

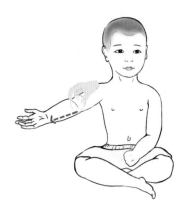

图 5 - 147　六腑走罐（小儿夜啼）

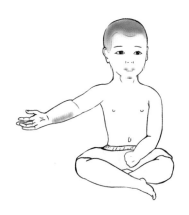

图 5 - 148　六腑罐印（小儿夜啼）

（3）小儿取俯卧位，充分暴露背腰部。在脊柱两侧足太阳膀胱经处涂抹适量凡士林，选择 2 号玻璃罐（3 号易罐），用闪火法（挤压法）。将罐吸拔在一侧肩部；在操作部位上循着足太阳膀胱经从上到下走罐（图 5 – 149），罐具走到腰部时起罐；再将罐具吸拔在起点，重复之前的走罐操作。另一侧操作相同。以皮肤潮红，或出现瘀点、瘀斑为度。见图5 – 150。

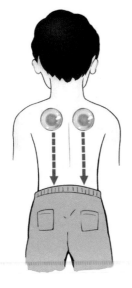 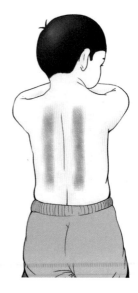

图 5 – 149　足太阳膀胱经走罐　　　图 5 – 150　足太阳膀胱经罐印
（小儿夜啼）　　　　　　　　（小儿夜啼）

（4）小儿取俯卧位，充分暴露背腰部。在后正中线督脉处涂抹适量凡士林，选择合适型号的玻璃罐（易罐），用闪火法（挤压法）。将罐吸拔在大椎穴处；在操作部位上循着督脉循行从上到下走罐（图 5 – 151），罐具走到腰部时起罐；再将罐具吸拔在起点，重复之前的走罐操作。另一侧操作相同。以皮肤潮红，或出现瘀点、瘀斑为度。见图 5 – 152。

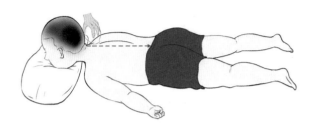

图 5 – 151　督脉走罐（小儿夜啼）

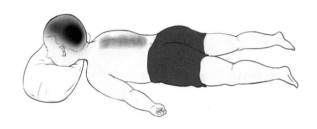

图 5 – 152　督脉罐印（小儿夜啼）

【日常调护】

1. 卧室及其附近宜安静，不通宵开启灯具。

2. 脾寒夜啼者注意保暖，心热夜啼者慎勿过暖。

3. 孕妇及乳母不可过食寒凉及辛辣性食物，勿受惊吓。

【食疗】

1. 莲肉桂圆红枣汤

主要原料：莲肉、桂圆、红枣、糯米各适量，红糖少许。

用法：以上前四味洗净，煮成粥，调入红糖服用，每日 1~2 次。

功效：镇静安神养心。

主治：小儿惊骇啼哭。

出处：李盛华．常见病的中医预防调护［M］．兰州：甘肃文化出版社，2011.

2. 干姜粥

主要原料：干姜 5g，粳米 30g。

用法：将粳米和干姜一起熬成烂粥，分数次吃完。

功效：温养脾胃。

主治：脾寒型夜啼。

出处：刘弼臣，李素卿，陈丹．中医儿科治疗大成［M］．石家庄：河北科学技术出版社，1998.

十五、小儿遗尿

遗尿俗称尿床。一般指 3 岁以上的小儿在熟睡后还不能控制排尿，从而不自主地发生排尿反应。在我国男孩比女孩患此病的概率高。3 岁以下小儿或年长儿白天过度玩耍，酣睡不醒，偶尔尿床者，不属病态。本病虽无严重后果，但长期遗尿势必影响小儿身心健康，故应及早治疗。

中医学认为，本病的发生与肺、脾、肾三脏密切相关。多因先天不足，下焦虚寒，闭藏失职；或脾肺气虚，不能通调水道，膀胱失约而出现睡眠中不自主随意排尿。

【临床表现】

1. 不能从睡眠中醒来而出现的无意识的排尿行为，部分患儿尿后可转醒，亦有不少患儿尿后不能醒来。

2. 部分患儿伴有夜间易哭易惊，多汗。

3. 可兼见性情急躁易怒，面赤唇红，口渴喜饮。

【治疗】

(一) 处方

肾俞，膀胱俞，三阴交，足三里。

(二) 加减

神疲乏力，四肢发凉怕冷，加关元、中极。食欲不振，大便溏泻，加肺俞、脾俞。性情急躁，加阴陵泉、天河水。

(三) 方法

1. 留罐法

(1) 小儿取俯卧位，充分暴露背腰部。选择合适型号的玻璃罐（易罐）。操作手用镊子或者止血钳夹住棉球，蘸取适量95%乙醇（将棉球上的多余乙醇甩干，防止多余乙醇滴落在皮肤上，烧伤皮肤），辅助手握紧玻璃罐，将点燃的乙醇棉球立即伸入罐内绕2~3圈退出（图5-153），迅速将罐具吸拔在肾俞、膀胱俞穴处（图5-154）。挤压法：将易罐置于肾俞、膀胱俞穴处，挤压易罐使气体排出，使易罐吸拔在穴位上。留罐3~5分钟，或以局部出现瘀斑、瘀点为度，起罐，见图5-155。

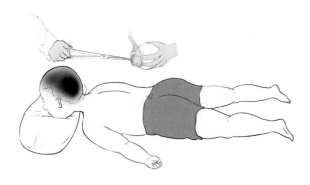

图5-153 闪火法（小儿遗尿）

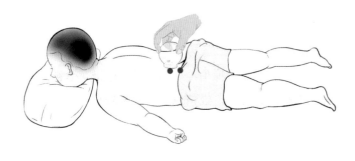

图 5 – 154　拔肾俞、膀胱俞穴

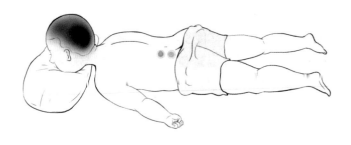

图 5 – 155　肾俞、膀胱俞穴罐印

（2）小儿取仰卧位或坐位，充分暴露下肢部位。选择合适型号的玻璃罐（易罐），用闪火法（挤压法）。将罐吸拔在三阴交、足三里穴位上（图 5 – 156），留罐 3 ~ 5 分钟，或以局部出现瘀斑、瘀点为度，起罐。见图 5 – 157。

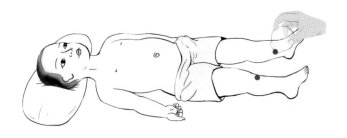

图5-156　拔三阴交、足三里穴

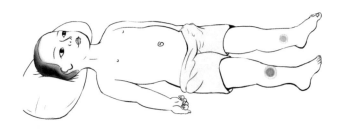

图5-157　三阴交、足三里穴罐印

2. 走罐法

（1）小儿取仰卧位或俯卧位，充分暴露下肢内侧。在下肢内侧涂抹适量凡士林或玉米淀粉，选择合适型号的玻璃罐（易罐），用闪火法（挤压法）。将罐吸拔在内踝尖处；双手握住罐体，稍微倾斜罐体，罐前进方向略提起，后方着力，自内踝尖上端三阴交穴处沿足太阴脾经的循行路线走罐至阴陵泉（图5-158），起罐；再将罐吸拔在三阴交穴处，重复之前的操作。以皮肤潮红，或出现瘀点、瘀斑为度。见图5-159。

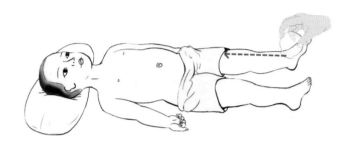

图 5-158　足太阴脾经走罐（小儿遗尿）

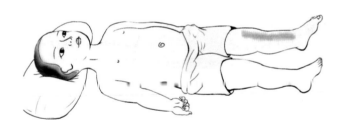

图 5-159　足太阴脾经罐印（小儿遗尿）

（2）小儿取仰卧位或坐位，充分暴露上肢前端。在天河水处涂适量玉米淀粉或凡士林，选择合适型号的易罐，用挤压法。将罐吸拔在腕横纹天河水起点处，沿直线走罐至肘横纹（图 5-160），起罐；再将罐具吸拔在起点，重复之前的走罐操作。另一侧走罐操作方法相同。以皮肤潮红，或出现瘀点、瘀斑为度。见图 5-161。

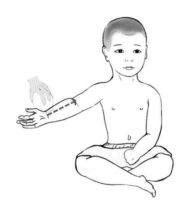

图 5 – 160　天河水走罐（小儿遗尿）

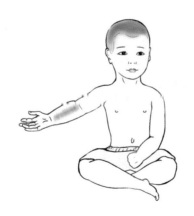

图 5 – 161　天河水罐印（小儿遗尿）

3. 排罐法

排罐法适合年龄稍大的小儿。可在走罐后在背俞穴部位进行排罐。小儿取俯卧位，暴露背腰部皮肤。选择合适型号的玻璃罐（易罐），用闪火法（挤压法）。将罐依次吸拔排在背俞穴处（图5－162），视小儿背腰部的面积均匀排罐，留罐3～5分钟，起罐（图5－163）。视小儿年龄以及皮肤变化适当调整留罐时间。

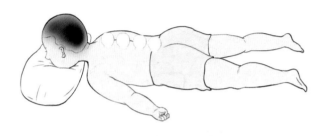

图5－162　背俞穴排罐

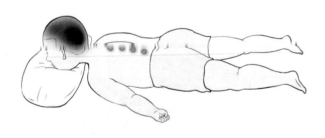

图5－163　背俞穴罐印

【日常调护】

1. 调整饮食。每天下午4点以后少饮水，晚饭最好少吃流食，临睡前不要喝水（夏天除外），也不宜吃西瓜、桔子、生梨等水果及牛奶，以减少夜里膀胱的贮尿量。

2. 建立合理的生活制度。使孩子的生活、饮食起居有规律，避免孩子过度疲劳及精神紧张，最好能坚持睡午觉，以免夜间睡得太熟，不易被大人唤醒起床小便。

3. 教育并监督小儿养成良好的排尿习惯。要养成孩子每天睡前把小便排干净、彻底的习惯，以使膀胱里的尿液排空。

【食疗】

1. 糯米山药桂圆粥

主要原料：糯米、山药各适量，桂圆肉 5 ~ 8 个。

用法：以上材料煮粥食用。

功效：健脾补气，固肾摄水。

主治：肾气不足，肾阴阳两虚的小儿，可长期服用。

出处：孟昭泉. 儿科常见病药食相宜相克［M］. 北京：金盾出版社，2008.

2. 桂肝汤

主要原料：肉桂适量，雄鸡肝 1 具。

用法：以上材料煮汤食用。

主治：小儿睡中遗尿。

出处：龚廷贤. 万病回春［M］. 北京：中国中医药出版社，2019.

十六、小儿痿证

小儿痿证归属中医学"五迟、五软"范畴，是小儿生长发育障碍的病证。本病初起发热，或不发热而见四肢或左或右，或上或下，逐渐无力，麻木痿弱，不能举动，肌肉日渐消瘦，临床以下肢多见。病重者，患病部位运动功能全部丧失。西医学称为进行性肌营养不良，是一组遗传性骨骼肌退行性变性疾病。如若病程较长，且证候复杂，往往成为痼疾，目前多采用综合治疗，以改善其部分功能。

本病多缘于先天禀赋不足，主要责之于父母精血虚损，或孕期调摄失宜，精神、饮食、药治不慎等因素影响胎儿，损伤胎元之气，致先天精气不足，髓脑未充，脏气虚弱，以致筋骨肌肉失养引发本病。小儿痿证多属虚证，以补为其治疗大法，着重补肾填髓，养肝强筋，健脾养心，补益气血。

【临床表现】

1. 小儿筋骨痿弱，发育迟缓，牙齿不能按期生长，肌肉痿软或肢体瘫痪，手足震颤，动作不自如。

2. 多数小儿见口流痰涎，喉间痰鸣，关节僵硬。

3. 或见精神呆滞，智力低下，食欲不佳，咀嚼无力等。

【治疗】

(一) 处方

肝俞，肾俞，阳陵泉，足三里，足阳明胃经。

(二) 加减

小儿口流痰涎，喉间痰鸣，加阳陵泉、丰隆。智力低下，食欲不振，加三阴交、心俞。

(三) 方法

1. 留罐法

(1) 小儿取俯卧位，充分暴露背腰部。选择合适型号的玻璃罐（易罐）。操作手用镊子或者止血钳夹住棉球，蘸取适量95%乙醇（将棉球上的多余乙醇甩干，防止多余乙醇滴落在皮肤上，烧伤皮肤），辅助手握紧玻璃罐，将点燃的乙醇棉球立即伸入罐内绕2~3圈退出（图5-164），迅速将罐具吸拔在肝俞、肾俞穴处（图5-165）。挤压法：将易罐置于肝俞、肾俞穴处，挤压易罐使气体排出，使易罐吸拔在穴位上。留罐3~5分钟，或以局部出现瘀斑、瘀点为度，起罐。见图5-166。

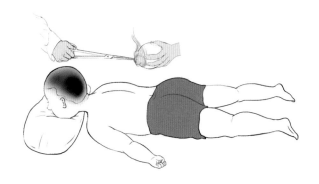

图 5-164　闪火法（小儿痿证）

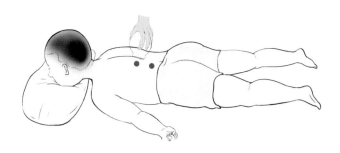

图 5-165　拔肝俞、肾俞穴

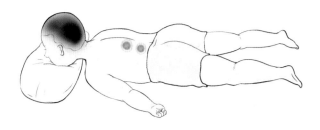

图 5-166　肝俞、肾俞穴罐印

（2）小儿取仰卧位或坐位，充分暴露下肢部位。选择合适型号的玻璃罐（易罐），用闪火法。将罐吸拔在阳陵泉、足三里穴位处（图5-167），留罐3~5分钟，或以局部出现潮红为度，起罐。见图5-168。

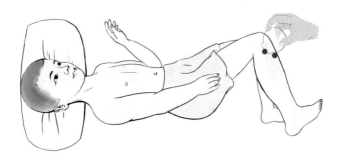

图5-167　拔阳陵泉、足三里穴

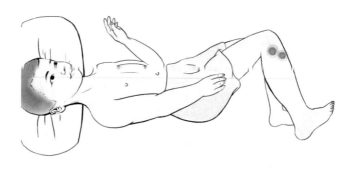

图5-168　阳陵泉、足三里穴罐印

2．走罐法

（1）小儿取侧卧位，充分暴露下肢。在下肢外侧涂抹适量玉米淀粉或凡士林。选取合适型号的玻璃罐（易罐），用闪火法（挤压法）。将罐吸拔在于髀关穴处；操作手握住罐体，稍微倾斜罐体，罐前进方向略提起，后方着力，沿着足阳明胃经循行走罐至解溪穴（图 5 – 169），起罐；再将罐具吸拔在起点，重复之前的走罐操作。另一侧操作相同。以皮肤潮红，或出现瘀点、瘀斑为度。见图 5 – 170。

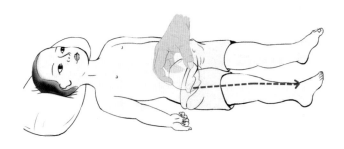

图 5 – 169 足阳明胃经走罐

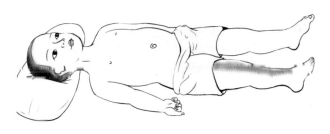

图 5 – 170 足阳明胃经罐印

（2）上肢运动障碍者，小儿取仰卧位或坐位，充分暴露上肢。在上肢外侧涂抹适量凡士林或玉米淀粉，选择合适型号的玻璃罐（易罐），用闪火法（挤压法）。将罐吸拔在曲池穴处，走罐至外关穴处（图 5 – 171），起罐；再将罐具吸拔在起点，重复之前的走罐操作。另一侧操作相同。以皮肤潮红，或出现瘀点、瘀斑为度。见图 5 – 172。

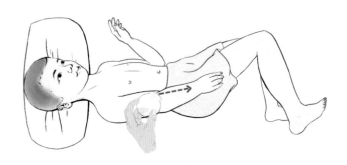

图 5 – 171　上肢走罐

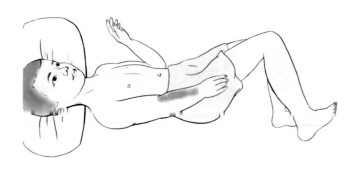

图 5 – 172　上肢罐印

（3）下肢运动障碍者，小儿取俯卧位，充分暴露下肢。在下肢后侧涂抹适量凡士林或玉米淀粉，选择合适型号的玻璃罐（易罐），用闪火法（挤压法）。将罐吸拔在委中穴处，走罐至承山穴方向（图 5 – 173），起罐；再将罐具吸拔在起点，重复之前的走罐操作。另一侧操作相同。以皮肤潮红，或出现瘀点、瘀斑为度。见图 5 – 174。

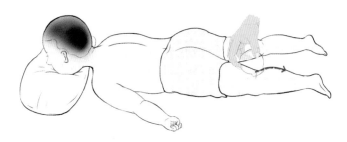

图 5 – 173 下肢走罐

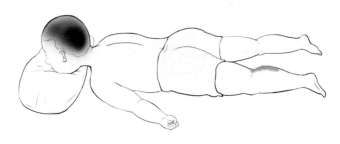

图 5 – 174 下肢罐印

【日常调护】

1. 重视功能锻炼，加强智力训练。

2. 合理喂养，加强营养，积极预防及治疗各种急、慢性疾病。

3. 可使用推拿疗法按摩痿软肢体，防止肌肉萎缩。

【食疗】

1. 大麦薏仁茯苓粥

主要原料：大麦仁 100g，薏苡仁、茯苓各 30g。

用法：茯苓入砂锅，加水煎煮，去渣留汤。倒入大麦仁、薏苡仁，小火煮至粥稠即可。

功效：清热利湿。

主治：湿热内蕴所致四肢痿软。

出处：余瀛鳌，陈思燕. 古方中的家常清肠菜［M］. 北京：中国中医药出版社，2020.

2. 黄芪乳鸽汤

主要原料：黄芪30g，乳鸽1只。

用法：乳鸽一只，去内脏洗净，黄芪30g放入乳鸽内，加水同煮，熟后调味食用。饭前食用，饮汤食肉。

功效：补肝益肾，益气补血。

主治：气血亏虚所致的四肢痿软。

出处：吕沛宛，朱培一. 药食同源疗百病　温性热性药食［M］. 北京：中国中医药出版社，2022.

十七、小儿面瘫

小儿面瘫的主要症状是口眼㖞斜，是一种常见病、多发病，不受年龄限制。表现为小儿面部无法完成基本的抬眉、闭眼、鼓嘴等动作都无法完成，同时部分患者伴发耳后疼痛、眼角不自主流泪等症状。面瘫是影响小儿健康成长的一种严重疾病，这种疾病不仅使孩子早早承受病痛的折磨，同时还会使他们遭受同龄孩子的歧视等，影响他们的健康成长。

小儿发病前受到冷水、冷风的刺激，长时间遇冷后面神经血管发生了痉挛，导致面神经缺血水肿而引发面瘫；或小孩天性爱玩，不知疲惫，引起孩子的免疫力下降，导致面瘫发生。

【临床表现】

1. 为口眼㖞斜，刷牙易漏水，患侧眼睛闭合无力，初期时或有耳根疼痛。

2. 可伴随面赤眩晕，急躁易怒，口干而苦，便秘溲赤。

3. 或兼神疲乏力，食欲不振等。

【治疗】

（一）处方

颧髎，颊车，合谷，下关。

（二）加减

感受风寒之邪，加大椎、丰隆。神疲乏力、纳差便溏，加足三里、关元、中脘。大便结小便黄，急躁易怒，加太冲、期门。

（三）方法

1. 闪罐法

小儿取坐位或仰卧位，充分暴露患侧面部。选择合适型号的易罐，用挤压法。将罐吸拔在面部，待罐吸紧后立即取下，于患侧面部由内向外的方向进行闪罐（图5-175）。反复操作数次，至皮肤潮红为度。由于面部肌肉组织不丰厚，施拔过程中应注意手法和力度。见图5-176。

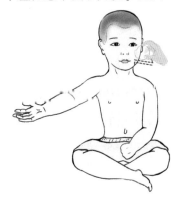
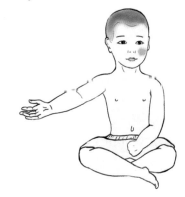

图5-175 面部闪罐　　　　图5-176 面部罐印

2. 留罐法

（1）小儿取俯卧位或坐位，充分暴露后颈部。选择合适型号的玻璃罐（易罐）。操作手用镊子或者止血钳夹住棉球，蘸取适量95%乙醇（将棉球上的多余乙醇甩干，防止多余乙醇滴落在皮肤上，烧伤皮肤），辅助手握紧玻璃罐，将点燃的乙醇棉球立即伸入罐内绕 2～3 圈退出，迅速将罐具吸拔在大椎穴处（图 5－177）。挤压法：将易罐置于大椎穴处，挤压易罐使气体排出，使易罐吸拔在穴位上。留罐 3～5 分钟，或以局部出现瘀斑、瘀点为度，起罐。见图 5－178。

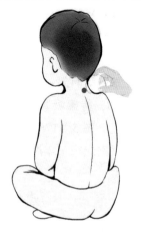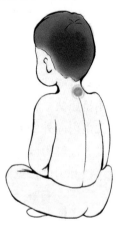

图 5－177 拔大椎穴　　　　图 5－178 大椎穴罐印

（2）小儿取仰卧位，充分暴露下肢部位。选择合适型号的玻璃罐（易罐），用闪火法（挤压法）。将罐吸拔在足三里、丰隆穴处（图 5－179），留罐 3～5 分钟，或以局部出现瘀斑、瘀点为度，起罐。见图 5－180。

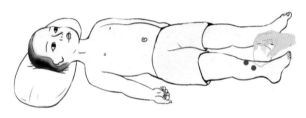

图 5－179 拔足三里、丰隆穴

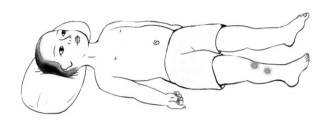

图5-180 足三里、丰隆穴罐印

（3）小儿取仰卧位，充分暴露腹部。选择合适型号的玻璃罐（易罐），用闪火法（挤压法）。将罐吸拔在中脘、关元、期门穴处（图5-181），留罐3~5分钟，或以局部出现瘀斑、瘀点为度，起罐。见图5-182。

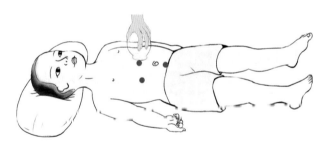

图5-181 拔中脘、关元、期门穴

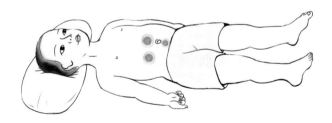

图5-182 中脘、关元、期门穴罐印

按语：面瘫小儿可在针刺之后，视情况进行拔罐治疗。还可以进行穴位贴敷和热敷，穴位贴敷能够活血通络，温经散寒；热敷时将热毛巾敷于患侧面部，温度以耐受为度，每次10分钟。

【日常调护】

1. 注意保暖，应避开风寒对面部的直接袭击，夏天即使再热也要避免因为贪凉而直接对着空调或者风扇吹，出门戴口罩，尽可能不要迎风走。

2. 平时面瘫小儿需要减少光源刺激，如电脑、电视、紫外线等；需要多做功能性锻炼，如抬眉、鼓气、双眼紧闭、张大嘴等。

3. 面瘫小儿在治疗期间忌辛辣刺激食物，如大蒜、海鲜、浓茶、麻辣火锅等。

4. 适当运动，加强身体锻炼；常听轻快音乐，保持心情平和愉快；保证充足睡眠；用毛巾热敷脸，每晚3~4次，勿用冷水洗脸刷牙；遇到寒冷天气时，需要注意头部保暖。

【食疗】

1. 防风粥

主要原料：防风10~15g，葱白少许，粳米30~60g。

用法：前两味水煎取汁，去渣。粳米煮粥，待粥将熟时加入药汁，煮成稀粥，温服。

功效：祛风散寒，温经通脉。

治疗：小儿面瘫。

出处：刘毅. 拔罐刮痧速效自疗［M］. 武汉：武汉出版社，2011.

2. 其他

面瘫小儿及时补充钙及维生素B族元素，对面神经疾病治疗都有帮助。

十八、小儿单纯性肥胖症

小儿单纯性肥胖症是指小儿体内脂肪积聚过多，机体体重高于正常标准的慢性疾病。小儿体重超过标准体重的20%即可诊断为肥胖症。近年来单纯性肥胖症的发病率在我国有增长趋势，小儿时期的肥胖症可成为成人肥胖症、高血压、冠心病及糖尿病等病症的先驱病因。

饮食因素是导致肥胖症的重要原因。一方面是饮食偏嗜，喜嗜高粱厚味之品；另一方面是因饮食过度，超过脾胃运化功能，使水谷不能化生为精微物质，反为膏脂水湿痰瘀，留滞机体各部，逐渐导致肥胖；再加上不爱运动，久坐久卧，均可使体内精微物质不能被消耗，日久势必积聚而成肥胖症。

【临床表现】

1. 肥胖，肢体困重，腹胀便溏。

2. 可见尿少，纳差，腹满，便秘，气短，疲乏无力。

按语：其实小儿单纯性肥胖症大多"无证可辨"，到目前为止，对小儿单纯性肥胖症尚无统一的辨证诊断和治疗标准，所以必须辨明脏腑虚实和病邪的性质。只有在纠正虚实偏颇的基础上祛除致病因素，合理控制饮食，积极加强锻炼，才能取得满意效果。

【治疗】

（一）处方

阳池，肺俞，胃俞，三焦俞，天枢，中脘，三关。

（二）加减

肢体困重者，加丰隆、脾俞穴。大便秘结者，加大肠俞。

（三）方法

1. 留罐法

（1）小儿取俯卧位，充分暴露背腰部。选择合适型号的玻璃罐（易罐）。操作手用镊子或者止血钳夹住棉球，蘸取适量95%乙醇（将棉球上的多余乙醇甩干，防止多余乙醇滴落在皮肤上，烧伤皮肤），辅助手握紧玻璃罐，将点燃的乙醇棉球立即伸入罐内绕2~3圈退出（图5-183），迅速将罐具吸拔在肺俞、胃俞、三焦俞穴处（图5-184）。挤压法：将易罐置于肺俞、胃俞、三焦俞穴处，挤压易罐使气体排出，使易罐吸拔在穴位上。留罐3~5分钟，或以局部出现潮红为度，起罐。见图5-185。

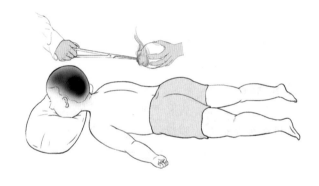

图5-183　闪火法（小儿单纯性肥胖症）

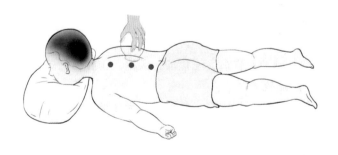

图5-184　拔肺俞、胃俞、三焦俞穴

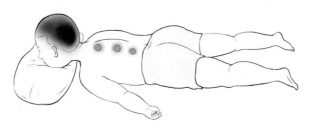

图 5 - 185　拔肺俞、胃俞、三焦俞穴罐印

（2）小儿取仰卧位，充分暴露腹部。选择合适型号的玻璃罐（易罐），用闪火法（挤压法）。将罐吸拔于中脘、天枢穴处（图 5 - 186），留罐 3～5 分钟，或以局部出现潮红为度，起罐。见图 5 - 187。

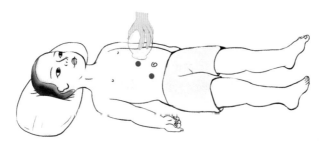

图 5 - 186　拔中脘、天枢穴

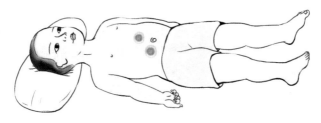

图 5 - 187　中脘、天枢穴罐印

（3）小儿取仰卧位或坐位，充分暴露上肢腕部。选择合适型号的玻璃罐（易罐），用闪火法（挤压法）。将罐吸拔于阳池穴处。见图5－188。留罐3～5分钟，或以局部出现潮红为度，起罐。见图5－189。

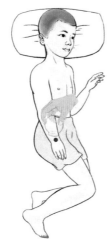 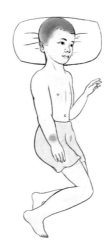

图5－188　拔阳池穴　　　　图5－189　阳池穴罐印

（4）小儿取仰卧位或坐位，充分暴露下肢部位。选择合适型号的玻璃罐（易罐），用闪火法（挤压法）。将罐吸拔于丰隆穴处（图5－190），留罐3～5分钟，或以局部出现潮红为度，起罐。见图5－191。

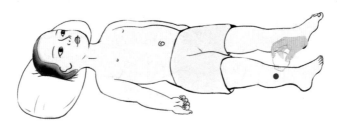

图5－190　拔丰隆穴

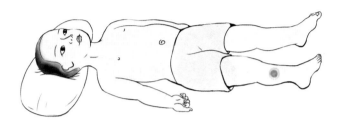

图 5 - 191 丰隆穴罐印

2．走罐法

（1）小儿仰卧位，充分暴露上肢。在三关处涂抹适量玉米淀粉或凡士林，选择最小号易罐，用挤压法。将易罐吸拔在腕横纹三关起点处；辅助手固定住小儿上肢，操作手握住罐体，稍微倾斜罐体，罐前进方向略提起，后方着力，沿三关走罐至肘横纹处（图 5 - 192），起罐；再将罐具吸拔在起点，重复之前的走罐操作。另一侧操作相同。以皮肤潮红，或出现瘀点瘀斑为度。见图 5 - 193。

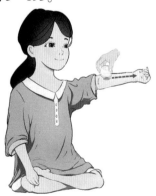

图 5 - 192 三关走罐（小儿单纯性肥胖症）

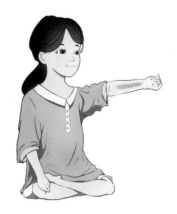

图 5 – 193　三关罐印（小儿单纯性肥胖症）

（2）小儿取俯卧位，充分暴露背腰部。在脊柱两侧足太阳膀胱经处涂抹适量凡士林或玉米淀粉，选择合适型号的玻璃罐（易罐），用闪火法（挤压法）。将罐吸拔在一侧肩部，循着足太阳膀胱经从上到下走罐（图 5 – 194），罐具走到腰部时起罐，再将罐具吸拔在起点，重复之前的走罐操作。另一侧操作相同。以皮肤潮红，或出现瘀点瘀斑为度。见图 5 – 195。

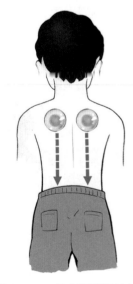

图 5 – 194　足太阳膀胱经走罐（小儿单纯性肥胖症）

【日常调护】

1. 制定合理的饮食摄入，既不能大吃大喝，也不能使自己太饿；同时，尽量少食高脂肪、高蛋白质类食物，减少身体热量的摄入，降低肝肾的功能负担。

2. 适当增加运动量。一般情况下，每天都应参加体育锻炼，但因时间或其他原因很难坚持，所以推荐"有氧代谢运动"法。每天坚持 10～20 分钟的有氧代谢运动，对降脂减肥、清理血液，提高心肺功能都有一定好处。除此之外，还应该尽量外出活动，并以步代车，只有这样才能更多地消耗体内的脂肪。

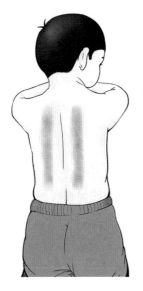

图 5－195　足太阳膀胱经罐印
（小儿单纯性肥胖症）

【食疗】

1. 乌梅冰糖山楂汤

主要原料：干乌梅 300g，山楂 20g，桂皮 1g，陈皮 8g，冰糖 200g。

用法：将干乌梅、山楂分别用清水洗净，掰成小块，将乌梅、山楂、陈皮、桂皮一起装入纱布袋内，并扎进袋口，放入锅中，加入适量清水，先用大火烧开，再用小火煮 20 分钟左右，加入冰糖即成。佐餐食用。

功效：健脾消积，滋阴生津。

主治：阴津亏损，湿热积滞的患儿。

出处：国医小镇网中医养生频道。

2. 山药粥

主要原料：山药 30g，粳米 100g。

用法：将山药用清水浸泡一夜，切成薄片；粳米淘洗干净。之后将山药、粳米放入铝锅内，加清水 800mL，置武火上烧沸，再用文火煮 35 分钟即成。

功效：健脾益胃。

主治：湿热积滞的患儿。

出处：彭铭泉．高脂血症、脂肪肝、肥胖症食疗食谱[M]．长春：吉林科学技术出版社，2004．

十九、小儿假性近视

近视指眼在无调节的状态下，平行光线进入眼内通过屈光系统所成的像在视网膜前方的一种眼部疾病。患者常以看近处目标较清楚，看远处目标不清晰为主要特点，其中假性近视主要是由于用眼过度，致使睫状肌持续收缩痉挛，转为看远时不能放松调节，使晶状体回复扁平状态。这一阶段视力"下降得快，恢复起来也很快"，其变化是可逆的，可以预防，也可以治疗。如不及时干预，假性近视将转变成真性近视。真性近视一旦形成则无法逆转。近视多见于青少年，且在我国有低龄化的趋势。

研究表明，个人行为是导致小儿近视的最主要原因。其次分别为环境、饮食、营养、遗传。中医学认为，近视的病因病机多为肝肾不足或劳伤心脾所导致，小儿拔罐可以运用相关经络腧穴予以有效治疗。

【临床表现】

1. 除视力下降的典型表现外，伴见头晕耳鸣、失眠多梦、腰膝酸软、时而眼前发黑。

2. 或有脸色暗淡、心悸气短、食欲不振、大便稀溏等表现。

【治疗】

（一）处方

阳白，光明，合谷，大椎。

（二）加减

失眠多梦，加肝俞、肾俞。心悸气短，食欲不振加心俞、脾俞、足三里。

（三）方法

1. 留罐法

（1）小儿取仰卧位，充分暴露面部。选择最小号易罐。将易罐置于阳白穴上，挤压易罐使气体排出，使易罐吸拔在穴位上（图5-196），留罐3~5分钟，或以局部潮红为度，起罐。阳白穴留罐时间不宜过长，以免留下较深罐印影响美观。见图5-197。

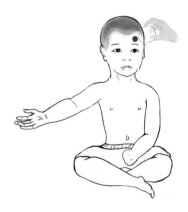

图5-196　拔阳白穴

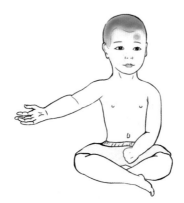

图 5 - 197　阳白穴罐印

（2）小儿取俯卧位，充分暴露上、下肢部位。选择合适型号的玻璃罐（易罐），用闪火法（挤压法）。将罐吸拔在合谷、光明穴处（图 5 - 198），留罐 3～5 分钟，或以局部出现瘀斑、瘀点为度，起罐。见图 5 - 199。

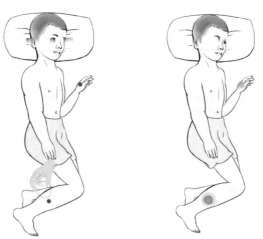

图 5 - 198　拔合谷、光明穴　　图 5 - 199　合谷、光明穴罐印

（3）小儿取俯卧位，充分暴露背腰部及后颈部。选择合适型号的玻璃罐（易罐），用闪火法（挤压法）。将罐吸拔在大椎、脾俞、胃俞、命门穴处（图5-200），留罐3~5分钟，或以局部出现瘀斑瘀点为度，起罐。见图5-201。

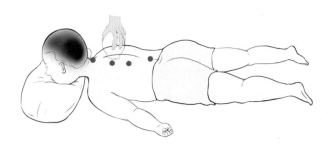

图5-200　拔大椎、脾俞、胃俞、命门穴

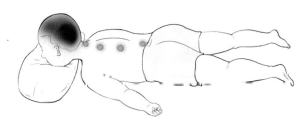

图5-201　大椎、脾俞、胃俞、命门穴罐印

2. 走罐法

小儿取俯卧位，充分暴露背腰部。在脊柱两侧足太阳膀胱经处涂抹适量凡士林或玉米淀粉，选择合适型号的玻璃罐（易罐），用闪火法（挤压法）。将罐吸拔在一侧肩部；双手握住罐体，稍微倾斜罐体，罐前进方向略提起，后方着力，在操作部位上循着足太阳膀胱经从上到下走罐（图5-202），罐具走到腰部时起罐；再将罐具吸拔在起点，重复之前的走罐操

作。另一侧操作相同。以皮肤潮红，或出现瘀点、瘀斑为度。见图5-203。

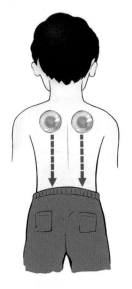 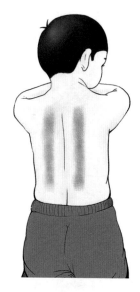

图5-202　足太阳膀胱经走罐
（小儿假性近视）

图5-203　足太阳膀胱经罐印
（小儿假性近视）

【日常调护】

1. 近视最重要的防治手段是行为干预。家长应当培养小儿正确的看书、写字和坐立姿势，注意眼部卫生，养成良好的用眼习惯。此外，应限制小儿使用电子产品的时间，鼓励小儿进行户外活动取代玩电脑、手机等的时间。

2. 为避免小儿近视，家长应该改善家中的采光条件，将小儿卧室的光强度调节在视物最适宜范围。

3. 制定合理的饮食计划，多食富含蛋白质、维生素及微量元素锌、硒、铁的食物。

4. 假性近视患者的年龄越小，病程越短，病变程度越轻，治疗效果越好，因此要早期进行视力筛查并尽早预防治疗。

【食疗】

1. 鸡肝蛋汤

主要原料：鸡肝150g，鸡蛋2个，生姜、大蒜适量。

用法：下猪油少许，烧九成热，下生姜、大蒜炸至金黄色，弃去，放入鸡肝煸炒几下，入高汤煮沸，投入鸡蛋、精盐、葱花、鸡精即可。

功效：补肝益肾，养血安胎，安五脏，美容。

主治：青少年近视及气血亏虚、未老先衰等近视患者。

出处：郑金美. 有助于近视恢复的3款食疗药膳 [J]. 中国眼镜科技杂志，2014，(18)：172.

2. 黄芪牛肉汤

主要原料：黄牛瘦肉200g，黄芪50g，毛肚250g，当归20g。

用法：牛肉去筋络，切薄片；毛肚洗净切片；二味中药水煎取药汁备用。炒锅置火上，入植物油烧至六成热，下豆瓣油和泡辣椒段炒香，投入姜米、大蒜和花椒炒几下，投入牛肉、毛肚，再下醪糟汁、精盐和鸡精，煮开，添入鲜汤煮沸，然后加牛油和药汁煮沸，慢熬即可。

功效：补益气血，强筋健骨，调理五脏。

主治：气血不足之近视患者。

出处：郑金美. 有助于近视恢复的3款食疗药膳 [J]. 中国眼镜科技杂志，2014，(18)：172.

二十、小儿肌性斜颈

小儿肌性斜颈是小儿常见病，俗称"歪脖"。是指一侧胸锁乳突肌挛缩变形引起的头向一侧倾斜、前倾，颜面旋向健侧为特征的病证。多为先天性，临床以新生儿以及1岁以内的小儿多见。在小儿患病一侧的颈部可以触摸到梭形或椭圆形的硬结，病情轻的可为较软的肿块或仅仅见到条索样增粗，颈部向健康的一侧旋转时，肿块突出比较明显。

本病的直接原因是胸锁乳突肌的纤维化引起挛缩和变短，但引起此肌纤维化的真正原因还不清楚。本病属中医学"筋缩"范畴，为筋脉拘急挛缩所致。其病机有虚有实，虚为筋脉失养，责之于肝脾；实则寒凝瘀滞，责之于外伤和产伤。

【临床表现】

1. 一侧胸锁乳突肌挛缩，头倾向肌肉挛缩的一侧，下颏转向对侧，颈部向患侧活动受限。

2. 发病早期，病情较轻，可于一侧颈部胸锁乳突肌中、下1/3处触及如黄豆或花生米大小包块，质较硬，患儿颈部向健侧转动；后期，病情加重，胸锁乳突肌挛缩逐渐加重，甚至成一条无弹性的纤维索带，并逐渐出现面部和头部畸形。

【治疗】

（一）处方

风池，肩井，合谷，阿是穴，斜方肌，桥弓。

（二）加减

如小儿面部及肩部畸形明显者，加太阳、颊车、肩髃、天宗拔罐。患侧上肢活动障碍者，加曲池、手三里、外关拔罐。

（三）方法

1. 闪罐法

（1）小儿取坐位或仰卧位，充分暴露患侧颈部。选择最小号易罐，用挤压法。将易罐吸拔在桥弓起点部位，待罐吸紧后立即取下。见图5-204。反复操作10~20次，至皮肤潮红为度，见图5-205。闪罐过程中力度不宜过重。

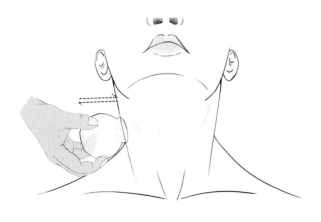

图 5 - 204　桥弓闪罐

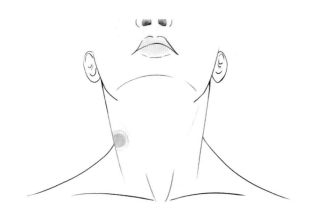

图 5 - 205　桥弓闪罐罐印

（2）小儿取坐位，充分暴露患侧肩部。选择最小号易罐，用挤压法。将易罐吸拔在斜方肌处，待罐吸紧后立即取下，见图 5 - 206。反复操作 10～20 次，至皮肤潮红为度，见图5 - 207。

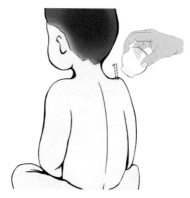

图 5 - 206　斜方肌闪罐

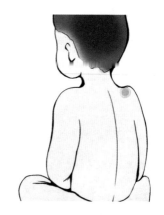

图 5 - 207　斜方肌罐印

2. 留罐法

（1）小儿取俯卧位坐位，充分暴露后颈部及肩部。选择合适型号的玻璃罐（易罐），操作手用镊子或者止血钳夹住棉球，蘸取适量 95% 乙醇（将棉球上的多余乙醇甩干，防止多余乙醇滴落在皮肤上，烧伤皮肤），辅助手握紧玻璃罐，将点燃的乙醇棉球立即伸入罐内绕 2~3 圈退出（图 5-208），迅速将罐具吸拔在风池、肩井、颈部阿是穴处。见图 5-209。挤压法：将易罐置于风池、肩井、颈部阿是穴处，挤压易罐使气体排出，使易罐吸拔在穴位上。留罐 3~5 分钟，或以局部出现瘀斑、瘀点为度，起罐。见图 5-210。

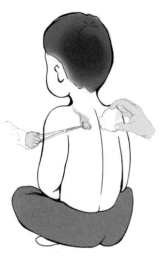

图 5-208 闪火法
（小儿肌性斜颈）

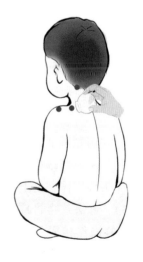

图 5-209 拔风池、肩井、阿是穴

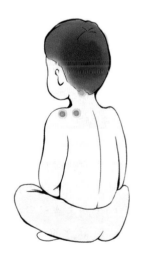

图 5-210 风池、肩井、阿是穴罐印

（2）小儿取侧卧位或坐位，充分暴露上肢部位。选择合适型号的玻璃罐（易罐），用闪火法（挤压法）。将罐吸拔在合谷、列缺、外关、曲池穴处（图 5 - 211），留罐 3 ~ 5 分钟或以局部出现瘀斑、瘀点为度，起罐。见图 5 - 212。

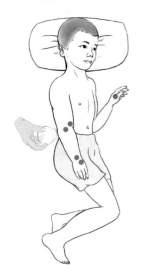 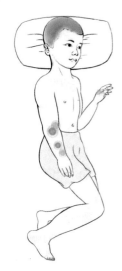

图 5 - 211　拔合谷、列缺、外关、　　图 5 - 212　合谷、列缺、外关、
　　曲池、手三里穴　　　　　　　　　曲池、手三里穴罐印

3. 走罐法

小儿取坐位，充分暴露患侧颈部。在患侧颈部桥弓处涂抹适量的玉米淀粉或凡士林，选择最小号易罐。将罐吸拔在颈部耳下；辅助手固定住小儿头部，操作手握住罐体，由上至下沿着桥弓的走向走罐至肩部（图 5 - 213），起罐；再将罐具吸拔在起点，重复之前的走罐操作。另一侧操作相同。以皮肤潮红，或出现瘀点、瘀斑为度，见图 5 - 214。颈部操作力度宜轻，必要时需要助手控制小儿头部，有助于操作。

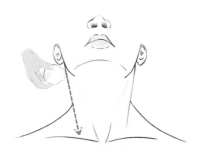

图 5 – 213 桥弓走罐

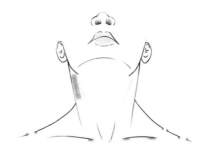

图 5 – 214 桥弓走罐罐印

【日常调护】

1. 本病早期诊断、早期治疗，效果较好。小儿家长可经常在患侧胸锁乳突肌做被动牵拉伸展，或在日常生活中多做向健侧方向的运动加以矫正，如喂奶、睡眠的枕垫或用玩具吸引小儿的注意力等，都有利于纠正姿势。

2. 在配合推拿手法治疗时，要注意力度的把握，切忌过度牵拉导致局部损伤。本病如果超过 1 年，且畸形症状明显者，应考虑外科手术治疗。

【食疗】

葛根粥

主要原料：葛根 10g，大米 100g，白糖适量。

用法：将葛根择净，放入锅中，加清水适量，水煎取汁，加大米煮粥，待熟时调入白糖，再煮一二沸即成。或取葛粉适量，调入粥中煮熟服食，每日 1～2 剂。

功效：疏筋解肌，活血通络。

主治：小儿肌性斜颈。

出处：胡献国. 药食同源对症速查手册［M］. 北京：中国中医药出版社，2021.

附录 小儿拔罐穴位速查表

字母 检索	序 号	穴位	定位	主治
B	1	髀关	在股前区，当股直肌近端、缝匠肌与阔筋膜张肌3条肌肉之间凹陷中	下肢痿痹，腰痛，腹痛
	2	板门	手掌大鱼际平面	小儿乳食停积，食欲不振，或嗳气，腹胀，腹泻，呕吐等
C	3	承山	在小腿后区，腓肠肌两肌腹与肌腱交角处，当伸直小腿或足跟上提时，腓肠肌肌腹下出现尖角凹陷处	痔疮，便秘，腰腿拘急疼痛，足跟痛，脚气
	4	尺泽	肘横纹中，肱二头肌腱桡侧凹陷处	咳嗽，气喘，痰多，咽喉肿痛，咽炎，百日咳，肺炎
D	5	大陵	在腕掌横纹的中点处，当掌心肌腱与桡侧腕屈肌腱之间	心痛、心悸、胸肋痛等心胸病证，癫狂，胃痛，呕吐，痛证，腕臂痛，咽炎
	6	大肠俞	在脊柱区，第4腰椎椎棘突下，后正中线旁开1.5寸	腰痛，腹胀，泄泻，便秘，痢疾，痔疮
	7	大椎	背部后正中线，第7颈椎棘突下凹陷处	热病，咳嗽，癫痫，腰脊强痛，风疹，头痛项强，肩背痛
	8	定喘	第7颈椎棘突下，旁开0.5寸	哮喘，咳嗽，落枕，肩背痛
	9	督脉	在人体后正中线	调节全身阳经经气，又称"阳脉之海"

续表

字母检索	序号	穴位	定位	主治
F	10	风池	在项部，当枕骨之下，与风府相平，胸锁乳突肌与斜方肌上端之间的凹陷处	头痛、眩晕、目赤肿痛、鼻渊、耳鸣等头面五官疾患，不寐、癫痫等神志病证、颈项强痛
	11	丰隆	小腿外侧，外踝尖上8寸，胫骨前肌外缘，条口旁开1寸	头痛、眩晕、癫狂、痫症、咳嗽、痰多、下肢痿痹
	12	肺俞	第3胸椎棘突下，旁开1.5寸	咳嗽、气喘、胸满、背痛、潮热、盗汗、吐血、鼻塞
	13	风门	第2胸椎棘突下，旁开1.5寸	感冒、咳嗽、发热、头痛、项痛、胸背痛、荨麻疹、遗尿
G	14	膏肓	在背部，当第4胸椎棘突下，旁开3寸	咳嗽、气喘、盗汗、肺痨、健忘、遗精、羸瘦、虚劳
	15	肝俞	第9胸椎棘突下，旁开1.5寸	黄疸、胁痛、目赤、目视不明、痫证、背痛、眩晕
	16	公孙	第1跖骨基底部前下方，赤白肉际处	胃痛、呕吐、饮食不化、腹痛、痢疾、泻泄、心烦失眠、嗜卧
	17	关元	前正中线，脐下3寸	遗尿、小便频数、尿闭、泄泻、腹痛
	18	光明	外踝尖上5寸，腓骨前缘	目痛、夜盲、下肢痿痹
	19	关元俞	在脊柱区，第5腰椎椎棘突下，后正中线旁开1.5寸	腹胀、泄泻、小便频数或不利、遗尿、腰痛
	20	膈俞	在背部，当第7胸椎棘突下，旁开1.5寸	呕吐、呃逆、气喘、吐血等上逆之证、贫血、瘾疹、皮肤瘙痒、潮热、盗汗
	21	龟尾	在尾椎骨端，属督脉	小儿泄泻、便秘、脱肛、遗尿

续表

字母检索	序号	穴位	定位	主治
H	22	合谷	手背第 1、2 掌骨间，第 2 掌骨桡侧的中点	头痛，齿痛，目赤肿痛，咽喉肿痛，失音，无汗，多汗，发热恶寒，口眼㖞斜，腹痛
	23	环跳	在臀区，股骨大转子最凸点与骶管裂孔连线的外 1/3 与内 2/3 交点处	下肢痿痹，半身不遂，腰腿痛
J	24	脊柱（脊）	在后正中线，自第 1 胸椎至尾椎端成一直线	小儿发热，惊风，夜啼，疳积，腹泻，腹痛，呕吐，便秘等
	25	建里	在前臂掌侧，当尺侧腕屈肌腱侧缘，腕横纹上 1 寸	心悸、怔忡等心病，舌强不语，暴喑，腕臂痛，扁桃体炎，咳嗽，哮喘，胃出血
	26	颊车	咀嚼时咬肌隆起最高点	口眼㖞斜，颊肿，齿痛，牙关紧闭，面肌痉挛
	27	肩井	在肩上，当大椎穴与肩峰端连线的中点上	肩背痹痛、上肢不遂、颈项强痛 等肩颈上肢部病证，瘰疬
	28	肩髃	屈臂外展，肩峰外侧缘呈现前后两个凹陷，前下方的凹陷即是本穴	肩臂挛痛，上肢不遂，手臂挛急，瘾疹，瘰疬
	29	解溪	在踝区，踝关节前面中央凹陷处，拇长伸肌腱与趾长伸肌腱之间	下肢痿痹，足背肿痛，踝关节病，头痛，眩晕，癫狂，腹胀，便秘
K	30	孔最	在前臂前区，腕掌侧远端横纹上 7 寸，尺泽与太渊的连线上	咳嗽，咳血，气喘，咽喉肿痛，热病无汗，痔疾，肘臂挛痛
L	31	廉泉	仰靠坐位，在颈部，当前正中线上，喉结上方，舌骨上缘凹陷处	口腔炎，舌炎，口舌生疮，脑血管后遗症，声带麻痹，舌根部肌肉萎缩
	32	六腑	前臂尺侧，自阴池至肘肘成一直线	小儿口舌生疮、潮热、夜啼等实热病证

续表

字母检索	序号	穴位	定位	主治
M	33	命门	腰部后正中线，第2腰椎棘突下凹陷处	遗尿，尿频，腰脊强痛，泄泻
N	34	内关	在前臂掌侧，当曲泽与大陵的连线上，腕横纹上2寸，掌心肌腱与桡侧腕屈肌腱之间	心痛、心悸、胸痛、胸闷等心胸病证，胃痛、呕吐、呃逆等胃疾，失眠、癫痫等神志病证，上肢痹痛、偏瘫、手指麻木等局部病证
P	35	膀胱俞	骶正中脊旁1.5寸，平第2骶后孔	遗尿，小便不利，泄泻，腰骶部疼痛
	36	脾俞	第11胸椎棘突下，旁开1.5寸	腹胀，泄泻，呕吐，胃痛，消化不良，水肿
Q	37	七节骨	自第4腰椎至尾椎骨端成一直线；又说自第2腰椎至尾椎骨端成一直线	小儿虚寒腹泻或久痢等
	38	气海	前正中线，脐下1.5寸	腹痛，泄泻，便秘，遗尿
	39	期门	在胸部，当乳头之下，在第6肋间隙，前正中线旁开4寸	胸胁，胀痛，腹胀，呃逆，呕吐，癃闭，遗精，肾炎
	40	桥弓	颈部两侧，沿胸锁乳突肌成一条线	活血，化瘀，消肿
	41	曲池	肘横纹外侧端与肱骨外上髁连线中点	热病，风疹，手臂肿痛无力，齿痛，咽喉肿痛，目赤痛，腹痛吐泻，高血压
S	42	三阴交	内踝尖上3寸，胫骨内侧面后缘	足痿痹痛，腹痛，湿疹，荨麻疹，水肿，小便不利，腹胀，失眠，疝气，遗尿
	43	三关	前臂桡侧缘，自阳池至曲池处成一直线	温阳散寒，补气行气，发汗解表
	44	神阙	肚脐中央	腹痛，泄泻，脱肛，水肿，虚脱

续表

字母检索	序号	穴位	定位	主治
S	45	水分	在上腹部，前正中线上，当脐中上1寸	腹痛，腹泻，反胃吐食，水肿，腹胀，小便不利
	46	三焦俞	在脊柱区，第1腰椎棘突下，后正中线旁开1.5寸	水肿，小便不利，腹胀，肠鸣，泄泻，痢疾，腰背强痛
	47	上巨虚	在小腿外侧，当犊鼻下6寸，犊鼻与解溪连线上	肠鸣、腹痛、腹泻、便秘、肠痈等肠胃疾患，下肢痿痹
	48	肾俞	在脊柱区，第2腰椎棘突下，后正中线旁开1.5寸	遗精，阳痿，遗尿，尿闭，小便频数，小便不利，水肿，耳聋，耳鸣，气喘少气，五劳七伤，消渴，五更泄泻，腰膝酸痛
T	49	天柱	在项部，大筋（斜方肌）外缘之后发际凹陷中，约当后发际正中线旁开1.3寸	后头痛，项强，肩背腰痛，鼻塞，癫狂痫，热病
	50	太阳	颅顶骨、颧骨、蝶骨及颞骨的交汇之处	偏正头痛，神经血管性头痛，目赤肿痛
	51	天河水	前臂正中，自总筋至洪池成一直线	小儿五心烦热，口燥咽干，唇舌生疮，夜啼等
	52	天枢	与脐平行，旁开2寸	腹痛，腹胀，便秘，疝气，水肿，月经不调，肠痈
	53	通里	在前臂掌侧，当尺侧腕屈肌腱侧缘，腕横纹上1寸	心悸、怔忡等心病，舌强不语，暴喑，腕臂痛，扁桃体炎，咳嗽，哮喘，胃出血
	54	太溪	在踝区，内踝尖与跟腱之间的凹陷处	遗精，小便频数，泄泻，消渴，头痛，耳聋，耳鸣，咽喉肿痛，齿痛，失眠，咳喘，咳血，腰脊痛，下肢痹痛厥冷，下肢不遂，内踝及足跟痛
	55	天柱骨	项后发迹正中至大椎穴成一直线	降逆止呕，祛风散寒
	56	天门	两眉中间至前发际成一直线	疏风解表，开窍醒脑，镇静安神

续表

字母检索	序号	穴位	定位	主治
W	57	外关	在前臂背侧，当阳池与肘尖的连线上，腕背横纹上2寸，尺骨与桡骨之间	头痛、颊痛、目赤肿痛、耳鸣、耳聋、喉痹等头面五官疾患，热病，胁肋痛，上肢痹痛，瘰疬
	58	胃俞	在脊柱区，第12胸椎棘突下，后正中线旁开1.5寸	胃脘痛，呕吐，腹胀，肠鸣，胸胁痛
	59	委中	在膝后区，腘横纹中点	腰痛，下肢痿痹，下肢不遂，腘挛急，腹痛，吐泻，小便不利，遗尿，丹毒，瘾疹，皮肤瘙痒，疔疮
X	60	行间	足背第1、2趾间趾蹼缘，后方赤白肉际处	头痛，目眩，目赤肿痛，胁痛，疝气
	61	下关	耳前方颧弓与下颌切迹所形成的凹陷中	齿痛，口眼㖞斜，耳聋，耳鸣，聤耳
	62	下脘	掌面，食指、中指、无名指、小指掌指关节横纹处	小儿脾胃热结、口唇破烂、腹胀等
	63	悬钟	在小腿外侧，外踝尖上3寸，腓骨前缘	颈项强痛，偏头痛，咽喉肿痛，胸胁胀痛，痔疮，便秘，下肢痿痹，脚气
	64	血海	在股前区，髌底内侧端上2寸，当股内侧肌隆起处，屈膝取穴	月经不调，经闭，痛经，崩漏，瘾疹，湿疹，丹毒，股内侧痛，膝关节疼痛
	65	下巨虚	在小腿外侧，当犊鼻下9寸，犊鼻与解溪连线上	腹泻，痢疾，小腹痛，下肢痿痹
	66	心俞	在背部，当第5胸椎棘突下，旁开1.5寸	心痛、心悸、失眠、健忘、癫痫等心与神志病变，咳嗽，吐血，背部软组织损伤
	67	侠白	位于臂前区，腋前纹头下4寸，肱二头肌桡侧缘处	咳嗽、气喘等肺系病证，心痛，干呕，上臂痛

续表

字母检索	序号	穴位	定位	主治
Y	68	阳白	瞳孔直上，眉上1寸	目赤肿痛，眼睑下垂，口眼㖞斜，头痛
	69	印堂	两眉头之中间	头痛，眩晕，鼻渊，鼻衄，目赤肿痛，小儿惊风，失眠
	70	阳池	在腕背侧，当指总伸肌腱的尺侧缘凹陷中	头痛、目赤肿痛、耳鸣、耳聋、喉痹等头面五官疾患，腕痛，消渴
	71	阴陵泉	小腿内侧，胫骨内侧髁后下方凹陷处。正坐屈膝或仰卧位，在胫骨内侧髁后下方约胫骨粗隆下缘平齐处取穴	腹胀、腹泻、水肿、黄疸、小便不利等脾不运化水湿病证，膝痛
	72	阳陵泉	在小腿外侧，腓骨头前下方凹陷处	下肢痿痹，膝膑肿痛，脚气，肩痛，胁肋痛，口苦，呕吐，黄疸，小儿惊风
	73	阳交	小腿外侧，当外踝尖上7寸，腓骨后缘	下肢痿痹，胸胁胀痛，癫狂
	74	涌泉	足底前1/3凹陷处	昏厥、中暑、癫痫、小儿惊风等急症及神志病，头痛，头晕，咯血，咽喉肿痛，小便不利，便秘
Z	75	照海	足内踝尖下方凹陷处	失眠，咽干咽痛，目齿肿痛，小便不利，小便频数，下肢痿痹
	76	中极	前正中线，脐下4寸	尿潴留，遗尿，小便频数，尿闭，泄泻
	77	中脘	前正中线，脐上4寸	胃痛，呕吐，吞酸，呃逆，腹胀，泄泻
	78	中府	在胸部，横平第1肋间隙，锁骨下窝外侧，前正中线旁开6寸	咳嗽，气喘，胸痛，肩背痛

续表

字母检索	序号	穴位	定位	主治
Z	79	章门	在侧腹部，第11肋游离端的下际	腹痛，腹胀，腹泻，肠鸣，呕吐，胁痛，黄疸，小儿疳积
	80	总筋	掌后腕横纹中点	小儿口舌生疮、潮热、夜啼等
	81	足三里	犊鼻下3寸，距胫骨前缘1横指	胃痛，呕吐，腹胀，肠鸣，消化不良，泻泄，便秘，气短，水肿

主要参考文献

1. 汪受传，虞坚尔．中医儿科学［M］．9 版．北京：中国中医药出版社，2012.

2. 马融．中医儿科学［M］．10 版．北京：中国中医药出版社，2016.

3. 刘明军，王金贵．小儿推拿学［M］．9 版．北京：中国中医出版社，2012.

4. 土晓明．对症拔罐一本通［M］．石家庄：河北科学技术出版社，2012.

5. 骆仲瑶．儿科诊疗全书［M］．北京：中国科学技术出版社，2008.

6. 程爵棠．拔罐疗法治百病［M］．北京：人民军医出版社，2008.

7. 琼芳．拔罐、刮痧、按摩全集［M］．北京：中国商业出版社，2010.

8. 郭曦．儿童穴位按摩使用手册［M］．北京：化学工业出版社，2014.

9. 郑颉云．儿科证治简要［M］．郑州：河南人民出版社，1964.

10. 刘弼臣，李素卿，陈丹．中医儿科治疗大成［M］．石家庄：河北科学技术出版社，1998.

11. 王新良，窦志艳．2～3 岁宝宝养育天天读［M］．石家庄：河北科学技术出版社，2005.

12. 宋永忠．捏捏揉揉小儿安［M］．南京：东南大学出版社，2014.

13. 张锡纯．医学衷中参西录［M］．太原：山西科学技术出版社，2016.

14. 殷鸿，张惠萍．常见疾病中医食物疗法［M］．南京：中南大学出版社，2013.

15. 肖正科．食疗荟萃［M］．太原：山西经济出版社，1993.

16. 尹国友．支气管哮喘中医调治180问［M］．金盾出版社，2012.

17. 吴宝康．儿童常见病饮食宜忌与食疗妙方［M］．上海：上海科学普及出版社，2004.

18. 苏敬．新修本草［M］．太原：山西科学技术出版社，2013.

19. 温如玉，萧波．疾病的食疗与验方［M］．杨陵：天则出版社，1989.

20. 胡春福．家庭小偏方，常见不适一扫而光［M］．北京：中国纺织出版社，2016.

21. 唐玲光．小儿腹泻试试食疗［J］．中华养生保健，2013，(2)：71.

22. 管燕琪．婴幼儿消化不良［J］．河北医药，1978，(3)：51-53.

23. 冯贽．云仙杂记［M］．北京：中华书局，1985.

24. 许叔微．普济本事方［M］．上海：上海科学技术出版社，1959.

25. 王立德，杨川芳．婴幼儿常见病诊疗1000问［M］．

广州：羊城晚报出版社，2003.

27. 孟昭泉．儿科常见病药食相宜相克［M］．北京：金盾出版社，2008.

28. 金义成，陈志伟．常见小儿病的推拿预防和护养［M］．上海：复旦大学出版社，2016.

29. 李盛华．常见病的中医预防调护［M］．兰州：甘肃文化出版社，2011.

30. 龚廷贤．万病回春［M］．北京：中国中医药出版社，2019.

31. 刘毅．拔罐刮痧速效自疗［M］．武汉：武汉出版社，2011.

32. 彭铭泉．高脂血症、脂肪肝、肥胖症食疗食谱［M］．长春：吉林科学技术出版社，2004.

33. 郑金美．有助于近视恢复的 3 款食疗药膳［J］．中国眼镜科技杂志，2014，(18)：172.